Die Stimmen verstummen

Bücher des Institute for the Study of Peak States

Peak States of Consciousness: Theory and Applications, Volume 1: Breakthrough Techniques for Exceptional Quality of Life, von Dr. Grant McFetridge und Jacquelyn Aldana und Dr. James Hardt (2004)

Peak States of Consciousness: Theory and Applications, Volume 2: Acquiring Extraordinary Spiritual and Shamanic States von Grant McFetridge Ph.D. und Wes Gietz (2008)

Peak States of Consciousness: Theory and Applications, Volume 3: Subcellular Psychobiology, Disease, and Immunity von Grant McFetridge Ph.D., et al (erscheint demnächst)

The Basic Whole-Hearted Healing™ Manual (3rd Edition) von Grant McFetridge Ph.D. und Mary Pellicer M.D. (2004)

The Whole-Hearted Healing™ Workbook von Paula Courteau (2013)

Subcellular Psychobiology Diagnosis Handbook: Subcellular Causes of Psychological Symptoms - Peak States® Therapy, Volume 1 von Grant McFetridge Ph.D. (2014)

Silence the Voices: Discovering the Biology of Mind Chatter - Peak States® Therapy, Volume 2 von Grant McFetridge Ph.D. (2017)

Addiction and Withdrawal - Peak States® Therapy, Volume 3 von Kirsten Lykkegaard Ph.D. und Grant McFetridge Ph.D. (erscheint demnächst)

Suicide Prevention - Peak States® Therapy, Volume 4 von Thomas Gagey M.D. und Grant McFetridge Ph.D. (erscheint demnächst)

Spiritual Emergencies - Peak States® Therapy, Volume 5 von Grant McFetridge Ph.D. und Nemi Nath (erscheint demnächst)

Breakthrough Research: Techniques, Insights, and Mindset von Grant McFetridge Ph.D. et al. (erscheint demnächst)

Die Stimmen verstummen

Die Entdeckung der Biologie des unfreiwilligen Denkens

Peak States® Therapie, Band 2

Von Grant Mcfetridge Ph.D.
Illustrationen von Piotr Kawecki und Lorenza Meneghini

Aus dem Englischen übersetzt von Astrid Paulini

Vorwort: Arbeiten in der Forschung
Von Thomas Gagey, M.D.

Institute
for the Study
of Peak States

„Methoden zur grundlegenden Veränderung der menschlichen Psyche"

Zusammenarbeit bei der Übersetzung: Gudrun Lüderitz und Nemi Nath

Erste Ausgabe
Erstdruck, 2017
ISBN 978-0-9734680-9-0

Publizierungsdaten

McFetridge, Grant T., 1955-
Die Stimmen verstummen: Die Entdeckung der Biologie des unfreiwilligen Denkens / von Grant McFetridge; Vorwort Thomas Gagey.
p. cm.
Mit bibliographischen Angaben und Index.
ISBN 978-0-9734680-9-0 (soft cover)

1. Schizophrenia—Treatment.   2. Developmental biology.
3. Psychobiology—Subcellular.   4. Psychoneuroimmunology.   5. Mycosis.
I. McFetridge, Grant T. II. Title.
362.26 – dc21

Institute for the Study of Peak States
3310 Cowie Rd, Hornby Island, BC
V0R 1Z0 Canada
http://www.PeakStates.com

*Dieses Buch ist allen Personen gewidmet, die
diese Entdeckungen ermöglicht haben, insbesondere:*

Florence Mary-Martha McFetridge RN und John S. McFetridge MD
*Für meine Eltern, die meine größten Fans waren,
eure liebevolle Ermutigung war immer bei mir,*

und

Steve und Jessie Hsu
*Meine lieben Freunde und Kollegen,
durch deren Enthusiasmus und finanzielle Unterstützung dieses Buch
entstehen konnte.*

Gesetzliche Haftungsvereinbarung
WICHTIG!
LESEN SIE DAS FOLGENDE, BEVOR SIE MIT DEM TEXT FORTFAHREN

Das Material in diesem Buch wird nur zu pädagogischen Zwecken zur Verfügung gestellt und ist nicht für die breite Öffentlichkeit als Selbsthilfe gedacht. Die Prozesse in diesem Buch sind für Fachleute auf dem Gebiet der Traumaheilung gedacht und sollen nicht von Laien ohne kompetente und qualifizierte Betreuung angewendet werden. Da es sich hierbei um ein relativ neues und spezialisiertes Fachgebiet handelt, verfügen selbst die meisten lizenzierten Fachkräfte nicht über eine ausreichende Ausbildung in pränataler und perinataler Psychologie und Powertherapien.

Wenn Sie die Prozesse in diesem Buch nutzen, ist es möglich und in einigen Fällen wahrscheinlich, dass Sie sowohl kurz- als auch langfristig extremes Leid erleben werden. Wie bei jedem intensiven psychologischen Prozess können lebensbedrohliche Probleme ausgelöst werden und zwar durch Belastung eines schwachen Herzens, durch die Aktivierung von Suizidgedanken und durch andere Ursachen. Obwohl wir im Text ausdrücklich auf mögliche Probleme, die bei der Verwendung dieser Prozesse auftreten können, hingewiesen haben, kann es sein, dass Sie auf etwas stoßen, das wir noch nie zuvor gesehen haben. Durch einen der Prozesse in diesem Buch können Sie ernsthafte oder lebensbedrohliche Probleme auslösen. Wenn Sie nicht bereit sind, TOTAL verantwortlich zu sein für die Art und Weise, wie Sie dieses Material verwenden und die Konsequenzen, die sich daraus ergeben, dann verlangen wir, dass Sie die Prozesse in diesem Buch nicht nutzen. Das sollte jedem klar sein, aber wir wollten es nochmals ganz deutlich betonen.

Angesichts dessen, was wir gerade gesagt haben, stellen die folgenden dem normalen Menschenverstand entsprechenden Aussagen eine rechtliche Vereinbarung zwischen uns dar. Dies gilt für alle, auch für lizenzierte Fachkräfte und Laien. Lesen Sie bitte die folgenden Ausführungen sorgfältig durch:

1. Der Autor und alle Personen, die mit dem „Institute for the Study of Peak States" verbunden sind und andere Mitwirkende an diesem Text können und werden keine Verantwortung dafür übernehmen, was Sie mit dem Material in diesem Buch und diesen Techniken machen.

2. Wenn Sie diese Prozesse oder Variationen davon nutzen, sind Sie verpflichtet, die volle Verantwortung für Ihr eigenes emotionales und körperliches Wohlbefinden zu übernehmen.

3. Wenn Sie diese Prozesse oder Variationen dieser Prozesse an anderen anwenden, sind Sie verpflichtet, diese Personen darauf hinzuweisen, dass sie für ihr eigenes emotionales und körperliches Wohlbefinden voll verantwortlich sind.

4. Verwenden Sie diese Techniken unter Aufsicht eines qualifizierten Therapeuten oder Arztes.

5. Sie müssen damit einverstanden sein, den Autor und alle Personen, die mit diesem Text oder dem „Institute for the Study of Peak States" in Verbindung stehen, von jeglichen Ansprüchen freizustellen, die von Ihnen oder von jemand anderem durch die Anwendung dieser Verfahren oder von Variationen davon erhoben werden.

6. Viele der Prozessnamen in diesem Buch sind markenrechtlich geschützt, so dass die üblichen rechtlichen Einschränkungen für die öffentliche Nutzung gelten.

Aus Rücksicht auf die Sicherheit anderer:

- Sie sind verpflichtet, andere Personen, bei welchen Sie diese Prozesse oder Variationen dieser Prozesse anwenden, über die damit verbundenen Gefahren aufzuklären und darauf hinzuweisen, dass sie für ihr eigenes emotionales und körperliches Wohlbefinden voll verantwortlich sind.

- Wenn Sie anderen über das neue und experimentelle Material in diesem Buch berichten (oder auf andere Weise kommunizieren), erklären Sie sich damit einverstanden, sie über mögliche Gefahren bei der Arbeit mit diesem Material zu informieren und gegebenenfalls Einzelheiten anzugeben.

Das weitere Lesen dieses Textes stellt eine rechtliche Zustimmung zu diesen Bedingungen dar. Vielen Dank für Ihr Verständnis.

Inhalt

Eine langsame Entdeckungsreise

Das macht den Unterschied

Anhänge

Vorwort: Das Arbeiten in der Forschung

von Thomas Gagey M.D. (Psychiatrie)

Dieses erstaunliche Buch befasst sich mit dem Problem des Stimmenhörens. Die Techniken, die in diesem Buch beschrieben werden, können das Leiden von Menschen mit diesem Problem enorm verbessern. Es bietet eine völlig neue und biologisch andere Sicht auf die Ursachen der Stimmen (Kapitel 2 und 4) und beschreibt einzigartige und effektive Techniken, wie man sie loswerden kann (Kapitel 3 und 5). Beim Lesen der Kapitel erhalten Sie auch einen faszinierenden Einblick in die Durchbrüche, die Dr. Grant McFetridge und seine Kollegen in ihrer 20-jährigen Forschungsarbeit erzielt haben. Im letzten Kapitel (Kapitel 8) erhalten Sie einen Vorgeschmack darauf, was bei der Entwicklung und Suche von neuen Behandlungstechniken von Stimmen benötigt wird.

Ich wünsche Ihnen eine spannende Entdeckungsreise auf diesem neuen Gebiet

Die Entdeckung eines neuen Paradigmas

Ich befand mich mitten in meiner medizinischen Ausbildung, als ich zum ersten Mal von Grant und dem Institute for the Study of Peak States (ISPS) hörte. Zu dieser Zeit interessierte ich mich für Psychologie und Hypnose. Ich las gerade einen Beitrag in einem Hypnoseforum, als ich auf einen Mann stieß, der den Wert der ISPS-Methoden beschrieb.

Ich erinnere mich, dass ich beim Lesen des Beitrags einen starken Impuls verspürte, mehr wissen zu wollen - wie ein Bauchgefühl, das mir sagte, dass diese Methoden von großem Wert sein könnten.

Und so kaufte ich Grants ersten Band über Spitzenbewusstseinszustände und begann sofort zu lesen.

Dies war für mich der Beginn einer erstaunlichen Reise, die nun schon fast zehn Jahre andauert. Ich hatte das Glück, vom Institut ausgebildet zu werden und viele Stunden lang testete ich die Techniken an mir selbst und anderen. Diese Zeit war gut investiert und hat mich im Umgang mit Patienten sehr viel effektiver gemacht!

Wie häufig tritt das Problem mit den Stimmen auf?

Dieses Buch kann auch die Stigmatisierung des Stimmenhörens verringern. Es ist ein weit verbreiteter Glaube, dass das Hören von Stimmen mit einer Psychose zusammenhängt, was im Falle der Schizophrenie teilweise zutrifft, da schätzungsweise 74 % dieser Bevölkerungsgruppe Stimmen hören. Es ist jedoch nicht auf Schizophrenie beschränkt, sondern kann auch bei schweren Depressionen, PTBS und vielen anderen Störungen auftreten. Jüngste psychiatrische Forschungsergebnisse deuten jedoch darauf hin, dass das Hören von Stimmen sogar noch häufiger vorkommt als dies. Eine von Beavan im Jahr 2011 durchgeführte Analyse von etwa 70 Studien in 9 Ländern ergab, dass etwa 5 bis 15 % der Allgemeinbevölkerung Stimmen hören. Allein diese Tatsache sollte uns veranlassen, unser derzeitiges psychiatrisches Verständnis von Stimmen zu hinterfragen. Es gab jedoch keine klare Möglichkeit, diese Daten zu verstehen, bis das in diesem Buch vorgestellte Modell der ribosomalen Stimmen entwickelt wurde. Dieses neue biologische Modell bietet nicht nur eine Lösung für die Behandlung, sondern erklärt auch, warum Stimmen weitaus verbreiteter sind als bisher angenommen und wie sie bei völlig normalen Menschen auftreten können.

Beschränkungen bei den bestehenden konventionellen Behandlungen für das Stimmenhören

Meine tägliche klinische Praxis als Psychiater ermöglicht es mir, meine Kenntnisse in Psychologie und Psychopathologie zu vertiefen. Meine Arbeit gibt mir auch die Möglichkeit, mit Patienten mit unterschiedlichen Problemen zu arbeiten und ich verwende verschiedene Standardinstrumente der Psychotherapie, sei es Psychodynamik, kognitive Verhaltenstherapie oder EMDR.

Ich habe viele Patienten angetroffen, die seit Jahren Stimmen hören. Leider haben sie oft erfolglos versucht, die Stimmen durch verschiedene konventionelle Behandlungen zu stoppen. Ich erinnere mich, dass ich zu Beginn meines Psychiatrie-Studiums eine Frau kennenlernte, die seit Jahren mit auditiven Halluzinationen zu kämpfen hatte. Zunächst waren die Stimmen sanft und sie hatte sich an sie gewöhnt, aber nach einer Krise wurden die Stimmen aggressiv. Sie kritisierten und kommentierten ihr Verhalten und machten es ihr sehr schwer, das tägliche Leben mit ihrem Mann und ihrem Kind zu bewältigen. Die Behandlung war schwierig, da sie sehr misstrauisch war und die Stimmen ihr sagten, dass die Menschen ihr etwas antun wollten und dass sie eine psychiatrische Behandlung ablehnen sollte.

Die Techniken in diesem Buch haben mir mehr Möglichkeiten gegeben, mit diesen schwierigen Fällen zu arbeiten.

Gültigkeit der Techniken

An diesem Punkt wäre eine logische Frage: „Woher wissen wir, dass die in diesem Buch beschriebenen Techniken tatsächlich funktionieren?" Oder wie wir im medizinischen Bereich sagen: „Sind diese Daten evidenzbasiert?" Ein paar Beobachtungen können helfen, diese Frage zu beantworten.

Auf dem Gebiet der Therapie gibt es viele Techniken, die Menschen mit verschiedenen Problemen helfen können. Was die ISPS-Techniken einzigartig macht, ist, dass sie auf einem Modell beruhen, das alle vorhandenen biologischen/medizinischen/psychologischen Daten integriert. Darüber hinaus betont das Modell die Rolle von pränatalen Traumata und verschiedenen Infektionen bei der Entstehung späterer Gesundheitsprobleme. Dieses erweiterte Modell ermöglicht es uns, Techniken abzuleiten, die bei verschiedenen Symptomen (Trauma/Stimmen/Angst...) wirken, indem sie die Grundursache beseitigen. Dadurch sind die ISPS-Techniken sehr effektiv, und aus der Sicht des Klienten sind die Ergebnisse verblüffend, wie z.B.: „Ich hatte ein Symptom - jetzt ist es dauerhaft verschwunden."

Viele ISPS-Techniken beruhen auf der Beseitigung von Traumata. Ein offensichtliches Beispiel für ein Trauma ist die Posttraumatische Belastungsstörung (PTBS), bei der Menschen, die ein sehr schmerzhaftes Ereignis erlebt haben, dieses auch noch Jahre nach dem Ereignis durch die Wiederholung von mentalen Bildern und/oder Gefühlen erleben. Eine ISPS-Technik, die mit dieser Art von Symptomen arbeitet, hat insofern Ähnlichkeiten mit EMDR, als sie das/die Trauma(ta) identifiziert, das/die das aktuelle Symptom verursacht/verursachen und dann ein Protokoll durchläuft, um es zu heilen. (Die in der wissenschaftlichen medizinischen Datenbank dokumentierte Effizienz von EMDR ist hoch, und EMDR ist eine der beiden spezifischen Techniken, die von der WHO für die Behandlung von PTBS empfohlen werden).

Aber was ist mit den anderen in diesem Buch beschriebenen Techniken? Einige von ihnen, wie die Körperassoziations- oder die Silent-Mind-Technik, wurden vor einem Jahrzehnt vom ISPS-Institut entwickelt und haben sich bei vielen Menschen bewährt. Auch wenn diese Techniken noch nicht regelmäßig klinisch getestet wurden, haben sie bei den Klienten, die sie anwenden, durchweg die Stimmen beseitigt.

Forschung zu neuen ISPS-Behandlungen für Stimmen

Das Institut versucht ständig, seine Verfahren zu verbessern, um sie noch sicherer, wirksamer und für die Klienten einfacher zu machen. Zur Veranschaulichung möchte ich Ihnen ein Beispiel aus meiner eigenen Erfahrung mit der ISPS-Forschung geben. Im Jahr 2014 begann ich, an einem neuen experimentellen Verfahren zur Beseitigung von Stimmen mitzuwirken. Zwei Adjektive beschreiben perfekt meine Erfahrungen während der Forschung: tiefe Aufregung, um neue Verfahren zu testen, mit der

Möglichkeit, noch bessere Techniken zu finden; und Frustration, wenn neue experimentelle Techniken nicht so effektiv waren, wie ich es mir erhofft hatte. Um diese Forschungsarbeit zu beschreiben, scheint mir die Metapher eines Puzzles recht treffend. Stellen Sie sich vor, Sie haben das Ziel, eine Technik zu finden, die ein Symptom heilen kann, in diesem Fall die Hauptursachen für auditorische Halluzinationen. Mit all den Experimenten, die Sie im Laufe der Jahre gemacht haben, haben Sie langsam Wissen über die Ursachen dieses Symptoms erlangt, Sie haben herausgefunden, wo und wann in der Biologie einer Person Sie arbeiten müssen (ein Ereignis in der Vergangenheit) und welche Traumata Sie heilen müssen. Am Anfang haben Sie eine „verschwommene" Sicht auf die Puzzleteile, die für eine funktionierende Technik notwendig sind. Sie beginnen, die Teile zusammenzusetzen, während Sie die relevanten Traumata dieses Ereignisses heilen. Diese Traumaheilung ermöglicht es Ihnen, das Ereignis klarer zu erleben und eine umfassendere Sicht des Puzzles zu erhalten. Manchmal können Sie, während Sie mit der Heilung fortfahren, das Puzzle nicht vervollständigen, weil Sie nicht in der Lage sind, das Ereignis vollständig zu heilen oder die Heilung nicht stabil ist. Dann wissen Sie, dass ein Teil in Ihrem Puzzle fehlt und Sie müssen herausfinden, was es ist. Der nächste Schritt besteht darin, diese neuen Informationen zu nutzen, um einen neuen Prozess zu entwickeln und zu testen, der dieses fehlende Teil integriert.

Diese Forschungsarbeit hat mir gezeigt, wie viel Zeit, Mühe und Arbeit es kostet, eine funktionierende Technik in diesem Bereich zu entwickeln. Ich bin den ISPS-Mitgliedern und freiwilligen Helfern zutiefst dankbar für all die Arbeit, die sie im Laufe der Jahre geleistet haben, um all die wirksamen Techniken zu entwickeln, die jetzt sicher und einfach angewendet werden können.

Zusammenfassung

Da ich das psychiatrische und das ISPS-Paradigma kenne, halte ich die Arbeit, die das Institut geleistet hat, um Stimmen zu verstehen und zu behandeln, für revolutionär. Ich hoffe, dass all diese Arbeit in Zukunft einer größeren Anzahl von Menschen zugänglich gemacht wird.

Thomas Gagey, MD
Yverdon les Bains, Schweiz
7. Juli, 2017

Danksagungen

Dieses Projekt hat 22 Jahre gedauert, in denen viele, viele Menschen ihre Zeit, ihren Einsatz und ihre Ideen eingebracht haben. Ich möchte meinen vielen Kollegen, Studenten und Klienten danken, die sich freiwillig gemeldet haben, um unsere sich langsam entwickelnden Modelle und Techniken zu testen. Die Freunde und Kollegen, die direkt an diesem Nebenprojekt über Stimmen beteiligt waren, folgen in etwa chronologischer Reihenfolge:

Sheelo Bohm und Ron Mied für ihre Ausbildung in Regression in den ersten Jahren dieser Arbeit. Und wie immer, danke Sheelo, für die Rettung meines Lebens!

Dr. Ben Tong, mein abnormaler Psychologieprofessor und Doktoranden-Mentor am „California Institute for Integral Studies". Seit ich Ihr Student war, schätze ich Ihre persönliche Ermutigung über die Jahre hinweg.

John Heinegg und Paula Courteau auf der wunderschönen Hornby Island BC sind seit 15 Jahren mit mir zusammen und widmen sich diesem und anderen Projekten. Und danke, Paula, für die vielen Bücher, die wir herausgegeben haben!

Gina Chick für ihre Begeisterung, Zeit und Mühe bei der Erprobung neuer Verfahren im Jahr 2006.

Matt Fox für seine bahnbrechende Arbeit an der Body Association Technique™.

Vielen Dank an alle Mitarbeiter der Scottish Schizophrenia Clinic für Ihre Zeit, Ihren Enthusiasmus und Ihre Bemühungen. Wir mögen 2008 gescheitert sein, aber unsere gemeinsamen Anstrengungen haben den Weg für den späteren Erfolg geebnet.

Tony Clarkson, Gründer des Sanctuary of Healing in Großbritannien, dessen finanzielle Spende dazu beigetragen hat, dass wir während des schwierigen finanziellen Abstiegs von 2008-2009 weitermachen konnten.

Chant und Susanna Thomas, deren unerschütterliche Freundschaft und Vertrauen mich über Jahrzehnte hinweg weitergebracht hat. Diese Monate auf Ihrem Hof in den Jahren 2010 und 2016 waren entscheidend.

Dr. Art McCarley, mein Kollege bei Cal Poly, dessen Anregungen und Freundschaft im Laufe der Jahre von unschätzbarem Wert waren. Und meine Cousins Ian und Merina Harriman von Nelson BC, deren unerschütterliche Ermutigung ein wunderbares Geschenk war.

Liz und Mark Jory, meine wunderbaren Künstlerwirte, in deren wunderschöner Hütte am Wasser auf Hornby Island ich den ersten Entwurf dieses Buches geschrieben habe.

Frank Downey, mein Onkel, Freund und Kollege in diesen Abenteuern über so viele Jahre hinweg. Und an Kimberly Braun, die 2010/11 mit unseren Mitarbeitern gearbeitet hat und mich ermutigt hat, dieses Material in die Welt hinauszutragen. Und an Shayne McKenzie, unseren ehrenamtlichen Geschäftsführer seit 2015, dafür, dass er uns alle ermutigt und diese schwierige Aufgabe übernommen hat, unsere Arbeit zu denen zu bringen, die sie brauchen.

Und vielen Dank an meine Kollegen, die sich freiwillig gemeldet haben, um diesen Text zu überarbeiten: Sean Chiddy, Samsara Salier, Nemi Nath, Nicolai Hassing, Georg Parlow, Dr. Kirsten Lykkegaard, Dr. Maarten Willemsen, Dr. Thomas Gagey und Dr. Mary Pellicer.

Mein ganz besonderer Dank gilt schließlich meinen lieben Freunden und Kollegen Steve und Jessie Hsu, die mich in schwierigen Zeiten ermutigt haben und deren großzügige Spende das Schreiben dieses Buches ermöglicht hat.

Diese Arbeit an Stimmen war nur ein kleiner Teil des gesamten Forschungsprojekts, das wir zur subzellulären Psychobiologie und pränatalen Entwicklungsbiologie durchgeführt haben. Die Arbeit meiner Kollegen, diese zugrundeliegende Biologie zu entdecken und zu verstehen, hat Fortschritte im Bereich des Stimmenhörens ermöglicht. Vielen Dank an alle meine vielen Kollegen am „Institute for the Study of Peakstates", die an diesem riesigen Projekt der Suche und Erforschung dieses neuen Gebietes teilgenommen haben.

Über die Illustrationen und das Titelbild

Ich möchte mich auch bei unserem Mitarbeiter und Grafiker Piotr Kawecki aus Polen für sein kunstvolles schönes Titelbild und einige der Textfiguren bedanken. Und ich möchte auch der zertifizierten Therapeutin Lorenza Meneghini aus Italien für ihre wunderbaren Zeichnungen danken, die den Text verständlicher und interessanter gemacht haben.

Einleitung

In diesem Buch geht es um eine grundlegende Entdeckung, die das schreckliche Problem der schizophrenen Stimmen mit der subzellulären Biologie auf eine neue und völlig unerwartete Weise verbindet. Es geht auch darum, dass die meisten unserer gewöhnlichen, alltäglichen Gedanken ebenfalls Symptome des gleichen zugrundeliegenden Krankheitsprozesses sind und zwar einer artenweiten Pilzinfektion, von der fast alle Menschen betroffen sind. Und wie diese Krankheit andere schwere und verheerende psychologische Auswirkungen hat, wie zum Beispiel das Phänomen der dysfunktionalen kulturellen Normen und der interkulturellen Aggression.

Diese Seiten erzählen eine 22-jährige Geschichte von Entdeckungen, Enttäuschungen, Rückschlägen und Triumphen, während wir an der Lösung dieses verwirrenden Problems gearbeitet haben. Es ist auch die Geschichte von unzähligen freiwilligen Stunden des Leidens und der Frustration, die von engagierten, altruistischen Kollegen verbracht wurden, während sie an sich selbst experimentierten und versuchten, die Ursache dieses Problems zu verstehen und dafür Behandlungen zu entwickeln.

Als wir dieses Buch schrieben, hatten wir mehrere Ziele vor Augen, zunächst das offensichtlichste Ziel, wie man Stimmenhören heilen kann. Aber wir hoffen auch, dass dieses Buch der breiten Öffentlichkeit, Medizinern und Wissenschaftlern unsere Entdeckungen vorstellen wird und zwar Entdeckungen eines subzellulären und entwicklungsbiologischen Ansatzes mit Hilfe von quasi psychologischen Werkzeugen, die Symptome beseitigen und auch zur Beseitigung von Krankheiten eingesetzt werden können. Wir hoffen aufrichtig, dass andere dazu angeregt werden, neue Wege zur Behandlung von Krankheiten zu finden, denen die heutigen Technologien nicht helfen können.

Dieses Buch ist auch nur ein kleiner Einblick in ein viel größeres Szenario dieser Jahre, da wir gleichzeitig daran gearbeitet haben, das völlig neue Feld der subzellulären Psychobiologie zu erforschen und zu verstehen. Wir hoffen, dass Sie diesen kurzen Vorgeschmack auf die bahnbrechende Forschung genießen werden.

Für wen ist dieses Buch gedacht?

Wie ein Detektivgeheimnis haben wir dieses Buch bewusst chronologisch geschrieben, so dass jeder mitverfolgen kann, wie wir langsam das Rätsel dieser Krankheit lösen konnten. Wir haben diese Schritt-für-Schritt Art und Weise gewählt, so dass unsere überraschenden Schlussfolgerungen Sinn machen. Anderenfalls, wenn wir unsere Ergebnisse nur zusammenfassen würden, wäre es viel zu einfach, sie abzulehnen und dann bei den eigenen derzeitigen Überzeugungen zu bleiben. So ist dieses Buch für Laien, Therapeuten und Akademiker gedacht und mit hoffentlich genug menschlichen Lebensgeschichten versehen, damit der akademische Inhalt nach wie vor unterhaltsam zu lesen ist.

Wir wollen die Menschen, die an Stimmenhören leiden, mit diesem Buch ermutigen. Wir wollen auch den Familien der Betroffenen, die an dieser Krankheit leiden, helfen, entweder indem wir ihnen verständlich machen, dass es Hilfe geben kann oder indem wir ihnen helfen zu verstehen, dass das Problem nicht eine Art tragischer, genetischer, unheilbarer Defekt bei ihren Nahestehenden ist. Wie Sie nun sehen werden, stellte sich heraus, dass sie nur an einer Pilzerkrankung wie dem Fußpilz eines gewöhnlichen Sportlers leiden, wenn der auch schwerer loszuwerden und viel hässlicher in seiner Auswirkung ist.

Dieses Buch wird auch als Einführungslehrbuch für Therapeuten in einem kurzen Kurs über Erkennung und Behandlung ribosomaler Stimmen und der damit verbundenen Probleme verwendet. Detaillierte Schritte, wie man eine Person gegen die darunterliegende kausale Erkrankung immun machen kann, wurden weggelassen, sind aber im Unterricht durch Arbeitsunterlagen abgedeckt. Die Theorie jedoch, die hinter diesen Behandlungen steckt, wird in diesem Buch beschrieben.

So ist dieses Buch für:
- Jeden, der Stimmen hört.
- Therapeuten und unterstützendes Personal, die bei Stimmenhörern helfen wollen.
- Personen, die Stille im Kopf haben wollen.
- Patienten, die unter Schizophrenie leiden.
- Therapeuten, die einfach nur wissen wollen, wie sie ihren Klienten helfen können.
- Diejenigen, die mehr über subzelluläre Psychobiologie erfahren wollen.
- Diejenigen, die die neuesten Durchbrüche in der Psychoimmunologie verstehen wollen.
- Menschen, die sich für Spitzenbewusstseinszustände interessieren (insbesondere den Zustand „Listening to Silence" (Hören der Stille).

- Mediatoren, die mit interkulturellen Konflikten arbeiten.
- Therapeuten, die mit multikulturellen Anpassungsproblemen arbeiten.
- Therapeuten oder Laien, die ein Lehrbuch für einen kurzen Kurs zur Behandlung dieser Krankheiten benötigen.

Dieses Buch ist *nicht* als vollständiger Kurs für Akademiker gedacht, sondern als Einführung, damit sie wissen, dass es etwas Neues zu lernen gibt. Für Details zur subzellulären- und Entwicklungspsychobiologie verweisen wir auf unsere anderen Lehrbücher.

Das Stigma des „Stimmenhörens"

Eines der größten Themen der Menschen, die Stimmen hören, ist der Glaube, dass sie psychisch krank sind. In diesem Buch zeigen wir, dass Ribosomalstimmen, welche die häufigste Form der Stimmen sind, durch eine subzelluläre Pilzinfektion verursacht werden, die nichts mit einem sozusagen defekten oder fehlerhaften Verstand zu tun hat.

In wissenschaftlichen Zeitschriften und durch die öffentlichen Bemühungen von Intervoice und dem Hearing Voices Network häufen sich seit Jahrzehnten Beweise an, dass Menschen, die Stimmen hören, nicht geisteskrank sind. Diese Beweise wurden jedoch von Forschungseinrichtungen und Gesundheitsbehörden weltweit ignoriert, diskreditiert oder abgelehnt. Stattdessen gehen die meisten weiterhin davon aus, dass Stimmen auf eine immanente Erkrankung weisen, die nur durch Medikamente kontrolliert werden kann und das trotz deren Nebenwirkungen, temporären Wirkung und mangelnder Wirksamkeit für viele Menschen.

Wir glauben, dass einer der Hauptgründe für die Beibehaltung dieses „Status quo" darin besteht, dass es kein klares biologisches Modell gibt, das die Stimmen erklären kann. Dieses Buch wurde geschrieben, um solch eine Erklärung anzubieten, damit der gesamte Bereich vorwärts kommen kann. Aber es reicht nicht aus, nur zu sagen, dass eine Interaktion von Trauma mit einem subzellulären Pilzparasiten Stimmen hervorrufen kann. Wir unterstützen diese Aussage mit einfachen Behandlungsmethoden, die sich auf dieses Modell stützen und die tatsächlich funktionieren und zeigen somit, dass dieses Modell Gültigkeit hat. Sobald andere Forscher verstehen, was sie zu erreichen versuchen, erwarten wir, dass sie neue Wege finden, diese Krankheit zu behandeln, vielleicht sogar mit einem Antimykotikum.

Einführung in das neue Gebiet der subzellulären Psychobiologie

Dieses Buch hat noch ein weiteres Ziel - das völlig neue Feld der subzellulären Psychobiologie ins Bewusstsein der Menschen zu bringen. Wir tun dies, indem wir Schritt für Schritt einige der Durchbrüche vorstellen, die zu unserer Entdeckung dieses neuen Feldes geführt haben. Und dann zeigen wir, wie die hierauf basierenden Behandlungen tatsächlich bei einer der schlimmsten und verblüffendsten psychischen Störung der Menschheit - der Schizophrenie - funktionieren.

Dieser subzelluläre psychobiologische Ansatz ermöglicht es den Forschern, psychische Symptome mit den zugrundeliegenden subzellulären Erkrankungen zu verknüpfen, die sie indirekt verursachen. Bis jetzt hat noch niemand geahnt, dass man in einer Zelle nach der Ursache dieser „psychischen" oder „mentalen" Störung suchen könnte. Noch wichtiger ist, dass dieser Ansatz zeigt, wie psychologische Techniken eingesetzt werden können, um die daraus resultierenden Symptome schnell und dauerhaft zu beseitigen.

Die Auswirkungen sind tiefgreifend. Dies stellt eine völlig neue Auffassung vor, wie Krankheiten zu verstehen und zu behandeln sind. Die ribosomalen Stimmen in diesem Buch sind nur eine von vielen psychischen Störungen, die mit Hilfe der subzellulären Psychobiologie verstanden werden können. Indem wir zeigen, dass dieser Ansatz verwendet werden kann, um Aspekte eines der größten Probleme der psychischen Gesundheit zu verstehen und zu behandeln, hoffen wir, dass dies das Interesse anregen wird, nach Ursachen von weiteren psychischen Störungen und deren Therapien zu forschen.

Wie in jedem Zweig der Wissenschaft werden, sobald ein Problem identifiziert und verstanden ist und eine Technik identifiziert ist, die das Modell demonstrieren kann, andere Wege zur Lösung des Problems gefunden werden. Es gibt viele brillante Menschen da draußen, die für jede psychische Störung, an der sie arbeiten, neue Lösungen finden werden. Wir hoffen, dass dieses Buch sie mit einem Modell, das diese bisher mysteriösen und tragischen Probleme erklärt, in die richtige Richtung weist.

Ein Durchbruch in der Psychoimmunologie

In diesem Buch wird noch ein weiterer aufschlussreicher Durchbruch dargestellt. Nachdem wir eine Pilzursache für die Ribosomalstimmen isoliert hatten, haben wir eine psychologische Behandlung entwickelt, die die Menschen zuverlässig gegen diese Krankheit immun macht. Dies hat atemberaubende Auswirkungen, die vielleicht nicht offensichtlich sind - diese Herangehensweise funktioniert bei allen Krankheiten, nicht nur bei psychischen Störungen.

In den vergangenen Jahrzehnten gab es großes Interesse an der Idee, dass psychologische Ansätze in der Lage sein könnten, körperliche Krankheiten zu heilen. Trotz einiger wirklich erstaunlichen Einzelerfolge wurden keine durchweg zuverlässigen Techniken entwickelt und so war das

Interesse und die Bemühung, eine effektivere „Psychoimmunologie" (später Psychoneuroimmunologie genannt) zu schaffen, weitgehend verblasst. In diesem Buch zeigen wir, dass es tatsächlich möglich ist, Menschen gegen einen Pilz immun zu machen, indem man quasi-psychologische Techniken verwendet, die mit subzellulären Prozessen, pränatalen Entwicklungsphasen und epigenetischen Schäden interagieren - etwas, von dem niemand wusste, dass es überhaupt relevant oder möglich war. Leider erfordert jede Erkrankung nach dem heutigen Stand der Dinge eine individuelle Untersuchung und eine neue Behandlung. Wir hoffen, dass dadurch andere Forscher angespornt werden, noch bessere Techniken zu entwickeln. In den folgenden Jahren erwarten wir, dass ganze Klassen von Krankheiten (Bakterien, Pilze, Viren oder Prionen) auf einmal behandelt werden können.

Wiederum hoffen wir, dass die Veröffentlichung dieses Buches das Interesse, diese Art von psychologischen Techniken bei anderen Krankheiten anzuwenden, inspiriert. In Zeiten zunehmender Resistenz gegen Antibiotika, gegen endemische Krankheiten in Ländern der Dritten Welt, für deren Behandlung niemand Geld zur Verfügung hat, ist es sinnvoll, Behandlungsmodalitäten zu erforschen, die nicht nur dauerhaft, sondern im Vergleich zu den üblichen Arzneimittelbehandlungen praktisch kostenlos sind (ohne Berücksichtigung der relativ günstigen Forschungskosten). Schließlich können einige dieser Techniken auf einem YouTube-Video gezeigt werden, wobei die Patienten einfach den Schritten folgen können, als ob sie Yoga-Stellungen ausführen oder ein Auto reparieren würden.

Die Einschränkungen dieses Buches, Haftung und Sicherheitsfragen

Dieses Buch ist nur für Bildungszwecke gedacht. Das bedeutet, dass wir Ihnen empfehlen, nur mit einem Therapeuten zusammenzuarbeiten, der in diesem Bereich ausgebildet wurde. Diese Techniken sind schnell und wenn Sie mit einem Therapeuten arbeiten, der nur nach Erhalt eines Ergebnisses abrechnet, ist es eine kostengünstige Möglichkeit, das bestmögliche Ergebnis zu erzielen. Das ist genau so, als würden Sie Ihre Steuern zu einem Profi bringen. Es kostet nicht so viel, sie wissen genau, was zu tun ist und Sie müssen die sich ständig ändernden Steuergesetze nicht lernen. Wenn Sie keinen Therapeuten kennen, der Ihnen helfen kann, gehen Sie online und suchen Sie einen vom „Institute for the Study of Peakstates" zertifizierten Therapeuten - oder sprechen Sie mit Ihrem Gesundheitsexperten Ihrer Wahl, um das Training zu erhalten.

Zweitens: Wir raten davon ab, an sich selbst zu experimentieren! Die Forschung auf diesem Gebiet ist potenziell gefährlich - es dauert Jahre, bis eine Technik oder ein Prozess für den Klienten bereit ist. Werden Sie kein menschliches Versuchskaninchen! Lassen Sie geschulte und erfahrene Fachleute, die viel mehr über all das wissen, Risiken und Probleme finden.

Drittens: Die Prozesse in diesem Buch sind keine Lösung für jeden Schizophrenen. Die Behandlungen der Ribosomalstimmen in diesem Buch helfen nur einem relativ kleinen Teil der schwer psychisch kranken schizophrenen Menschen (obwohl es für die meisten der von uns behandelten Stimmenhörenden funktionierte). Es wird auch nicht die gesamte Bandbreite der möglichen „Stimmenhörprobleme" angesprochen. Es gibt andere, viel weniger verbreitete Krankheiten, die ähnliche Symptome verursachen können. Im letzten Kapitel dieses Buches beschäftigen wir uns mit einigen dieser Probleme und ihrer Differentialdiagnose.

Schließlich, wenn Sie ein Therapeut sind, der diese Klientengruppe behandelt, verweisen wir Sie auf das *„Subzelluläre Psychobiologie" Diagnosehandbuch* für spezifische diagnostische Kriterien für das Material in diesem Buch (wie auch für viele andere subzelluläre Probleme).

Eingetragenes Markenzeichen und „Bezahlung für Ergebnisse"

Wir haben mehrere Markenzeichen für unsere Arbeit. Sowohl Whole-Hearted Healing als auch Peak States sind weltweit eingetragene Warenzeichen, und sowohl die Silent Mind Technique™ (die eigentlich eine Ansammlung von Prozessen ist, um den Verstand ruhig werden zu lassen) als auch die Body Association Technique™ sind ebenfalls geschützt. Aber warum haben wir das gemacht?

Die Antwort ist die Qualitätskontrolle. Andere Technikentwickler haben bereits betroffen festgestellt, dass, sobald eine Technik veröffentlicht ist und bekannt wird, es immer skrupellose Menschen gibt, die damit Werbung machen, diese Techniken zu unterrichten oder anzuwenden, um ihre eigenen geschäftlichen Interessen zu vertreten. (Dieses Problem zeigt sich in praktisch jedem Unternehmen, nicht nur in der Psychologie.) Das Problem ist, dass das, was sie lehren oder tun, oft keine Ähnlichkeit mit der ursprünglichen Technik hat. EFT und NLP sind gute Beispiele für eine solche Katastrophe. EMDR hingegen ist ein gutes Beispiel für eine markenrechtlich geschützte Technik, bei der der Name EMDR tatsächlich etwas bedeutet, worüber sich alle einig sind. Aber sagen wir mal, dass jemand das Material in diesem Buch richtig lehrt. Wieso ist das ein Problem? Leider gibt es bei diesen weitreichenden, hochmodernen Techniken immer noch eine Menge Material, das noch nicht veröffentlicht ist, so dass der Versuch, ohne dieses Wissen zu unterrichten, möglicherweise zu Sicherheitsproblemen führen kann. Schlimmer noch, diese Menschen haben einfach nicht die praktische Erfahrung, die sie brauchen, um angemessen zu unterrichten.

Zweitens: Wenn sich die Techniken weiterentwickeln, möchten Sie über alle Verbesserungen oder neu entdeckte Probleme informiert werden.

Eine Organisation, die die Marke besitzt, ist motiviert, dies zu tun, während andere, die nur kopieren (oder schlimmer noch, Dinge erfinden), einfach alle Änderungen oder Verbesserungen ignorieren. Das haben wir schon gesehen, als unser Material in andere Sprachen übersetzt wurde - die Menschen, die das machen, sind nicht daran interessiert, mit Neumaterial auf dem Laufenden zu bleiben, weil sie sich nur auf das Einkommen und nicht auf die Qualität konzentrieren.

Schließlich vereinbaren die von unserem Institut lizenzierten Therapeuten mit ihren Klienten auch einen Vertrag über „Bezahlung für Ergebnisse". Die Zusammenarbeit mit Therapeuten, die diesen Qualitätsstandard einhalten, ist ein großer, großer Vorteil, den andere nicht bieten können oder wollen. Also, wenn Sie ein Verbraucher sind, warum nicht nach Therapeuten suchen, die dies anbieten?

Wo kann ich mehr lernen?

Wir halten unsere Forschungsergebnisse und Kursangebote online unter www.PeakStates.com. auf dem neuesten Stand. (Zum Beispiel bieten wir eine Schulung über das Material in diesem Buch an.) Wir veröffentlichen auch Lehrbücher, die international und in mehreren Sprachen über Amazon oder Ihre lokale Buchhandlung bezogen werden können.

Unser *„Subcelluläre Psychobiologie Diagnosehandbuch"* von 2014 ist das erste Buch dieser Serie zur Peak States®-Therapie. Dieses Buch identifiziert eine Reihe von subzellulären Schäden und Krankheiten, die beim Menschen Symptome verursachen. Im Gegensatz zu diesem Buch wurde es jedoch für praktizierende Therapeuten geschrieben, die eine Referenz zur Diagnose und Behandlung der Klienten benötigen.

Wenn Sie ein Therapeut sind und eine genauere Anleitung zur Differentialdiagnose und zu den Symptomen des Materials in diesem Buch wünschen, verweisen wir Sie dorthin. Wenn Sie ein Laie sind, würde ich vorschlagen, Ihr Geld zu sparen und einfach die ersten beiden kostenlosen Zusammenfassungskapitel auf Amazon zu lesen.

Wenn Sie ein Therapeut oder ein Laie sind, der daran interessiert ist, Klienten zu helfen oder sich selbst zu helfen und über Regressionstherapie oder subzelluläre Psychobiologietechniken Bescheid wissen möchte, verweisen wir Sie auf *The Whole-Hearted Healing™ Workbook* (2013) von Paula Courteau und *The Basic Whole-Hearted Healing™ Manual* (2004) von Grant McFetridge Ph.D. und Mary Pellicer M.D. Wir empfehlen, mit Paula's Buch zu beginnen - es ist besser geschrieben, hat neuere Techniken und ist für Selbsthilfe konzipiert.

Wenn Sie ein Laie oder Akademiker sind, der an unseren Entdeckungen in positiver Psychologie und Spitzenbewusstseinszuständen, Traumata, pränataler Regression, pränatalen Entwicklungsereignissen und der Primärzelle interessiert ist, verweisen wir Sie auf *Peak States of Consciousness* Band 1 (2004), 2 (2008) und 3 (noch nicht veröffentlicht). Wenn Sie ein Laie sind, empfehlen wir Ihnen, mit Band 1 zu beginnen. Der Nachfolgeband 2 ist viel ausführlicher und richtet sich in erster Linie an Fachleute in diesem Bereich.

In naher Zukunft planen wir, mehr Bücher innerhalb dieser Reihe zu veröffentlichen, die sich jeweils auf bestimmte Bereiche konzentrieren (Sucht, Suizid, spirituelle Notfälle usw.) und die als Behandlung unseren Ansatz nutzen. Wir tun dies, weil sich völlig neue Möglichkeiten anbieten, diese hartnäckigen Krankheiten und Störungen zu verstehen und zu heilen.

Grant McFetridge, Ph.D.
Institute for the Study of Peak States
Hornby Island, BC Canada

Teil 1

Eine langsame Entdeckungsreise

Kapitel 1
Vorbereiten der Bühne

Als ich mich hinsetzte, um dieses Buch zu schreiben, wurde mir klar, dass nur eine trockene Aufzählung biologischer Fakten den Menschen nicht helfen würde, unsere Entdeckungen zu akzeptieren oder zu nutzen. Meine Kollegen und ich haben grundlegende Durchbrüche erzielt; doch die Geschichte lehrt uns immer wieder, dass echte Durchbrüche meist unbequem sind und dass sie nur allzu leicht und ohne Prüfung oder Rücksicht abgelehnt werden. Aus diesem Grund führe ich Sie in den nächsten Kapiteln Schritt für Schritt auf den Weg, den wir über dreißig Jahre voller Erfolge, Misserfolge und unerwarteter Entdeckungen gegangen sind. Ich hoffe, dass Sie uns wie bei einem Detektivgeheimnis folgen und über die Hinweise, die wir gefunden und die Experimente, die wir durchgeführt haben, nachdenken, da wir daraus eine völlig neue Art abgeleitet haben, die Ursachen von psychischen Erkrankungen zu verstehen.

Aber wie fängt so etwas überhaupt an? Und warum sind wir in eine Richtung gegangen, die niemand von uns sich je hätte vorstellen können und die zu einer völlig neuen, unerwarteten Biologie führte?

Um diese Frage zu beantworten, werde ich in diesem Kapitel zunächst ein wenig von meiner eigenen Geschichte erzählen. Es ist eine Geschichte, geprägt von Tragödien, unerwarteten Wendungen und Freundschaften mit einer Reihe bemerkenswerter Persönlichkeiten, die mich in diesen frühen Jahren ermutigt und gelehrt haben. Es geht aber auch um eine ungewöhnliche Kombination aus multidisziplinären Erfahrungen und einer einzigartigen Motivation, die mich abseits der ausgetretenen Pfade führte und diese Durchbrüche möglich machte.

Tragische Schicksalsschläge

Ich war acht Jahre alt, als unsere Familientragödie begann.

Mein Vater, ein Doktor der Inneren Medizin, war als Forscher für ein Pharma-Unternehmen in Kanada tätig. Als ich in der dritten Klasse war, nahm er einen neuen Forschungsjob an und so zogen wir in den Bundesstaat New York, in eine kleine ruhige Stadt namens Croton-on-the-Hudson. Unser Haus lag am Ende einer Straße in einem schönen Hartholzwald, mit einem kleinen

Teich mit Schildkröten und Bisamratten. Mein jüngerer Bruder Scott und ich liebten diesen Ort und wir hatten wunderbare Abenteuer in diesem Wald.

Ich war in der dritten Klasse, als mein Vater in das örtliche Krankenhaus eingeliefert wurde und eine psychische Störung diagnostiziert wurde. Mutter, eine Krankenschwester, entdeckte bei einem Besuch, dass sein Blinddarm durchgebrochen war und er im Sterben lag. (Selten haben Schizophrene stumpfe Schmerzen, und sie treten meistens erst spät im Verlauf der Erkrankung auf). Schließlich kehrte mein Vater nach Hause zurück, noch mit Schläuchen in seinem Bauch, nachdem die tobende Infektion unter Kontrolle war. Viele Monate lang blieb er zu Hause und erholte sich, aber danach war er nicht mehr derselbe. Er zog sich an dunkle Orte im Haus zurück und wurde grundlos wütend auf meine Mutter, was für diesen normalerweise sehr liebenswürdigen und sanften Mann völlig untypisch war.

In den folgenden Jahren verschlechterte sich der psychische Zustand meines Vaters weiter. Er verschlechterte sich langsam, um sich dann wieder langsam zu verbessern und das wiederholte sich und jeder Zyklus war schwerer als der vorausgegangene. Meine Mutter hat ihn wirklich geliebt und es war herzzerreißend für sie. Aber die Liebe war nicht ausreichend, um seinen Abstieg in den Wahnsinn zu verhindern. Schließlich musste meine Mutter erkennen, dass sie nichts tun konnte, um ihm zu helfen. An diesem Punkt konnte mein Vater weder arbeiten noch kommunizieren, also nahm ihn mein Onkel Frank während einer seiner schlimmsten Episoden bei sich auf und meine Mutter ging an die University von British Columbia, um ihren Abschluss als Krankenpflegerin zu beenden, damit sie Arbeit bekommen und ihre Kinder und sich selbst ernähren konnte.

Während dieser Kinderjahre gab es eine Art stillschweigende Vereinbarung in der Familie, nicht über Vaters Schizophrenie zu sprechen. Rückblickend wünschten mein Bruder und ich, wir wären offener zueinander über das gewesen, was geschehen war und wie wir uns dabei gefühlt haben. Leider haben wir damals die Gelegenheit verpasst, uns angesichts dieser schrecklichen Schmerzen gegenseitig zu unterstützen und zu helfen.

Mit der Unterstützung einiger seiner engsten Freunde konnte mein Vater die nächsten Jahrzehnte weiterarbeiten. Er kam sogar zu meiner Hochzeit, als ich 24 war. Aber schließlich verschlechterte sich sein Zustand so sehr, dass er in eine erweiterte Pflegeeinrichtung in Alberta aufgenommen werden musste, die er bis zu seinem Tod nicht mehr verlassen sollte. Während meiner dreißiger und vierziger Jahre machten mein Bruder, meine Schwester und ich jährliche Wallfahrten, wochenlange Reisen, um ihn zu besuchen, und jedes Jahr war sein Zustand schlimmer, bis er sich schließlich kaum noch bewegen und verständigen konnte. Ich wollte diese Reisen nicht wirklich machen, weil mein Vater, den ich als Kind und junger Mann kannte, fast ganz verschwunden war. Ich fühlte ein Gefühl der familiären Verpflichtung, aber dieser Fremde, der in Wahrheit mein Vater gewesen war, stieß mich etwas ab.

Wandern in Schönheit

An dieser Stelle werden wir einen kleinen Umweg machen, damit Sie verstehen können, wieso ich, der mit Geisteskrankheiten nichts zu tun haben wollte, an Schizophrenie gearbeitet habe. Es erweist sich als sehr relevant für die Lösungsfindung dieses Problems, da es mich veranlasst hat, eine völlig neue und einzigartige Richtung einzuschlagen.

Meine Kindheit war kontrastreich. Einerseits hatte mein Vater Schizophrenie, auf der anderen Seite waren meine Mutter und die meisten ihrer Großfamilie ungewöhnlich gesund. Aber es war nicht nur eine Frage des Gesundheitsgrades, sondern sie erlebten das Leben auf eine grundlegend andere und positivere Weise, als sich die meisten Menschen das überhaupt vorstellen können. Meine Schwester und ich waren gesegnet, dieses übermittelt bekommen zu haben, was auch immer es gewesen sein mag. Aber weil wir damit geboren wurden, schien es einfach normal zu sein und wie ein Fisch im Wasser erkannten wir es nicht wirklich bewusst. Wir waren einfach so, wie die meisten in unserer Großfamilie waren.

Im Gymnasium bemerkte ich, dass meine Freunde und Bekannten nicht wie ich auf das Leben reagierten. Diese Unterschiede wurden mit zunehmendem Alter immer deutlicher. Als ich 15 war, hatte ich das große Glück, einen Sommerjob im Pfadfinderlager Omache zu bekommen und zum ersten Mal in meinem Leben traf ich nicht nur einen, sondern drei andere, die so waren wie ich selbst. Ich war begeistert zu erkennen, dass dies nicht nur etwas war, was man in Menschen auch außerhalb meiner Großfamilie finden konnte, es war etwas Eigenständiges, eine eigene Art zu sein. Besser noch, diese Mitarbeiter zeigten mir, dass es möglich ist, mit Gesang, Enthusiasmus und Wildnis-Erfahrungen das, was wir hatten, vorübergehend bei vielen unserer Teilnehmer auszulösen. Dadurch fand ich heraus, was ich wirklich mit meinem Leben anfangen wollte - unseren erstaunlichen Zustand des Seins dauerhaft an andere weitergeben zu können. Aber da ich annahm, dass das, was wir hatten, genetisch sein muss, legte ich diesen Traum beiseite und fuhr mit meinem Leben fort.

Mehr Hintergrund: Lebendigkeit - der Zustand „Walking in Beauty"
(Wandern in Schönheit)
Überraschenderweise hatte keiner der mir bekannten Lehrer der vielen spirituellen Wege jemals von diesem grundlegend wichtigen Zustand des Seins gehört. Schließlich lernte ich Dr. Tom Pinkson kennen, der ihn sofort als einen Zustand des Seins aus den Traditionen der Ureinwohner erkannte, wo dieser manchmal als „Walking in Beauty" oder „Beauty

Way" bezeichnet wird. Ich fand auch einen Psychologie-Autor Dr. Harville Hendrix, der es treffend „Lebendigkeit" nannte. Der Zustand ist geprägt von dem Gefühl, vom Leben erfüllt zu sein und die Welt strahlt dieses Gefühl des Lebens aus. Es gibt keine unbewusste Grundangst in solchen Menschen und man tut das, was man für richtig hält, indem man sich auf sich selbst und nicht auf die Führung anderer stützt. Spirituelle Wahrheiten sind für sie so offensichtlich, dass man sich fragt, warum man darüber spricht. Für einen Außenstehenden ist der Zustand wahrnehmbar, weil ein Mensch in diesem Zustand normalerweise keine traumatischen Gefühle empfindet oder davon getriggert wird, unabhängig von der Ursache. (Dieser Aspekt des Zustandes wird in der psychologischen Literatur als „Unverwundbarkeit" oder „Belastbarkeit" bezeichnet.

Eine Karriere in der Elektrotechnik

Wie hat das Aufwachsen mit einem psychisch kranken Vater mein Leben und meine Karriere beeinflusst?

Nun, Sie können vielleicht meinen, es hätte mich beeinflusst, Arzt wie mein Vater zu werden, um ein Heilmittel für seine Krankheit zu finden. Aber nichts könnte weiter von der Wahrheit entfernt sein. Stattdessen wollte ich so weit wie möglich weg von kranken Menschen sein. Ich glaubte wie die meisten Menschen zu dieser Zeit, dass seine psychische Störung ein ererbtes genetisches Problem sei und eine Heilung deshalb hoffnungslos war. Das brachte mich auch dazu, nie Kinder zu haben, um keines seiner defekten Gene an sie weiterzugeben. Ich war mir ziemlich sicher, dass ich nicht wie mein Vater geisteskrank werden würde, da ich keine Spur von seinen Symptomen an mir selbst finden konnte, aber ich konnte diese Möglichkeit nicht ausschließen.

Nach dem Gymnasium ging ich zur Universität, um Elektroingenieur zu werden. Wie Steve Jobs von Apple Computers fühlte ich, dass dieses Umfeld der Weg sein würde, um wirklich eine Veränderung in der Welt zu bewirken. Obwohl es damals nicht möglich war, das abzuschätzen, erwies sich diese Berufswahl später als unschätzbar und gab mir für die Lösung von Problemen Werkzeuge und die Denkweise eines Ingenieurs an die Hand, die ich anders nie hätte bekommen können.

Nach vier Jahren als Forschungs- und Entwicklungsingenieur bei der Firma Hewlett Packard hatte ich das starke Bedürfnis, an der Universität zu unterrichten, damit ich auch direkt mit anderen interagieren und etwas in dem Leben anderer bewegen konnte. Ich hatte das Glück, an der Stanford University aufgenommen zu werden. Dort zu sein war wahrscheinlich das größte Vergnügen, das ich je hatte und es fühlte sich an wie Wissen aus einem Feuerwehrschlauch zu trinken. Leider mochte meine Frau das akademische

Umfeld nicht und nachdem mein Master in Elektrotechnik abgeschlossen war, gingen wir fort und ich ging zurück in die Forschung und Entwicklung. Bald darauf ließen wir uns scheiden, aber da war mein Lebensweg bereits entgleist.

So war ich Mitte Dreißig ein erfolgreicher Forschungs- und Entwicklungsingenieur, Berater und gelegentlicher Hochschullehrer. Noch wichtiger war, dass ich mehr als ein Jahrzehnt Erfahrung in der Spitzenforschung und -entwicklung hatte. Ich war lange genug in die Lehre gegangen und arbeitete für einige der Besten der Branche, um in meinem Handwerk kompetent zu sein. In der ersten Minute meines ersten Tages als Dozent an der Cal Poly stand ein Student auf und fragte mich wütend: „Warum glauben Sie, dass Sie uns etwas beibringen können?" Anscheinend war er von einigen seiner anderen Professoren sehr frustriert. Glücklicherweise war ich zu diesem Zeitpunkt wirklich ein Experte auf meinem Gebiet, also lächelte ich ihn ruhig an und erklärte ihm meinen Hintergrund. Diese Studenten dieses ersten Kurses und ich hatten eine großartige Zeit miteinander, als ich anfing, diese neue Fähigkeit des Unterrichtens zu erlernen. Und es hat genauso viel Vergnügen gemacht wie vor Jahren, als ich nach Stanford zog! (Über ein Jahrzehnt später gab es mir auch das Selbstvertrauen und die Fähigkeit, experimentelle, vertiefende Traumatherapie-Kurse zu unterrichten - ein wichtiger Schritt, um meine frühen Forschungen voranzubringen).

Forschung mit multidisziplinärem Ansatz

Ich möchte betonen, dass die Jahre, die ich damit verbrachte, die Fähigkeiten in Forschung und Entwicklung im Ingenieurwesen zu beherrschen, für meine spätere Arbeit auf einem völlig anderen Gebiet, der Biologie der Schizophrenie, von unschätzbarem Wert waren. Zwar waren die Besonderheiten unterschiedlich und ich habe selten wieder meine mathematischen Fähigkeiten eingesetzt, aber die Art und Weise, Modelle zu erstellen, testbare Experimente abzuleiten und ein Gefühl dafür zu haben, wie mehrere Variablen gleichzeitig interagieren, waren für unser Projekt absolut wichtig. Und sowohl in der Psychologie als auch in der Elektrotechnik konnte ich nicht schmecken, berühren oder riechen, woran ich arbeitete. Weil ich immer am Rande dessen war, was mit der aktuellen Technologie möglich war, musste ich mir stattdessen Schlussfolgerungen ausdenken und ein Prototyp-Messwerkzeug erstellen, um die subtilen Operationen meiner neuesten hochmodernen Versuchsschaltung (oder eines psychologischen Prozesses) zu beobachten. Danach dachte ich mir weitere Werkzeuge und Tests aus, um die anderen Werkzeuge zu messen und zu sehen, ob sie tatsächlich richtig funktionierten. Die elektrotechnische Forschung und die psychologische Forschung sind seltsamerweise in dieser Hinsicht nahezu identisch, denn beide erforderten die Fähigkeit, sehr gute Modelle zu erstellen. Man musste vorhersagen können, was passiert, wenn man etwas tut und so testen, dass man wirklich versteht, was vor sich geht. Und sowohl die ingenieurwissenschaftlichen als auch die psychologischen Forschungen erfordern eine hohe Toleranz gegenüber Frustration und Rückschlägen.

Die wahrscheinlich größte Hürde, die ich später in der psychologischen und biologischen Forschung zu nehmen hatte, bestand darin, Kollegen zu finden, die zumindest einen Teil dieser technischen Problemlösungsfähigkeiten hatten. Ohne diese waren sie in der Regel nicht in der Lage, den Prozess der Forschung zu verstehen und zu akzeptieren, dass bei diesem nichts geradlinig oder planmäßig verläuft. Mit einigen bemerkenswerten Ausnahmen habe ich im Laufe der Jahre festgestellt, dass es im Allgemeinen besser ist, einen Ingenieur mit Forschungs- und Entwicklungserfahrung zu nehmen und ihn in der spezifischen Biologie auszubilden, als einen Biologen, Arzt oder Therapeuten anzuleiten, wie man bahnbrechende Forschung betreibt, denn die Herangehensweise ist einfach grundlegend anders.

Wechsel zur Psychologie

Während meiner Scheidung, ich war 29, verlor ich plötzlich meinen lebenslangen Bewusstseinszustand, den „Beauty Way" Zustand. Obwohl es sich anfühlte, als wäre ich plötzlich in die Hölle geschickt worden, war es für mich eine unglaublich aufregende Zeit, denn diesen Zustand zu verlieren bedeutete, dass er nicht genetisch bedingt sein konnte, denn wäre es eine genetische DNA-Sequenz gewesen, hätte ich ihn nie verlieren können. So war mein kindlicher Ehrgeiz, diesen Zustand an andere weiterzugeben, jetzt zu einer echten Möglichkeit geworden und die Frage war nur noch, wie es zu machen war.

Während ich meine Ingenieurskarriere fortsetzte, fing ich an, diese kindliche Leidenschaft ernsthaft zu erforschen. Das war 1985 und ich lebte zu der Zeit in Kalifornien. Wie man sich vorstellen kann, gab es ein ganzes Potpourri an spirituellen Traditionen, psychologischen Ansätzen und einer Reihe anderer ungewöhnlicher Überzeugungen zu untersuchen. Um ein besseres Verständnis dafür zu bekommen, was die psychologische Forschung über dieses Thema wusste, schrieb ich mich 1992 an dem „California Institute for Integral Studies", das von vielen als die damals führende transpersonale Psychologie-Schule angesehen wurde, in ein Psychologie-Promotionsprogramm ein. Ich hatte das große Glück, Professor Ben Tong, der sich in diesen Jahren auf paranormale Psychologie spezialisiert hatte, als Mentor zu gewinnen.

Während dieser Zeit wurde ich krank.

Ich hatte eine mysteriöse Krankheit, die dazu führte, dass ich abnahm. Ich habe mit einer Reihe von Ärzten zusammengearbeitet und, wie Sie sich vorstellen können, auch alle möglichen alternativen Heilmethoden ausprobiert (erinnern Sie sich, ich lebte in den 80er Jahren in Kalifornien) – aber es war alles ohne Erfolg. Im Laufe eines Jahres sah ich aus wie ein hungernder Flüchtling, ich war nur Haut und Knochen. Irgendwann konnte ich kaum noch laufen und schließlich sagte mir mein Arzt, ich solle meine Angelegenheiten in Ordnung bringen, da ich nur noch etwa drei Wochen zu leben hätte.

Am nächsten Tag, als ich langsam zum örtlichen Postamt ging, traf ich einen alten Freund, Sheelo Bohm. Er sah mich an und sagte: „Du siehst nicht so gut aus!" Also erklärte ich ihm meine Krankheit und Prognose. Er kratzte sich am Kinn und sagte: „Du arbeitest dreimal mit mir und ich rette dein Leben." Da wir Freunde waren, die zusammen im „Ring of Bone Zendo" meditierten, wusste ich, dass er als ein fortschrittlicher Therapeut arbeitete. Und tatsächlich haben wir bei unserer dritten Sitzung mit einer modifizierten Form von „Grofs Holotropic Breathwork" die Ursache meiner Krankheit geknackt. Es stellte sich heraus, dass ich im Sterben lag, weil ich große Verzweiflung darüber verspürte, dass ich nie das haben konnte, was ich im Leben wirklich wollte und zwar, andere Menschen in außergewöhnlichen Bewusstseinszuständen leben zu sehen. Und so hatte ich unbewusst entschieden, dass es keinen Sinn mehr hat zu leben. Als wir das endlich aufgedeckt hatten, habe ich etwa dreißig Minuten lang getrauert und dann wusste ich einfach, dass es mir gut gehen würde. Ich wusste, dass mich dieses Etwas, das völlig außerhalb meines Bewusstseins lag, umgebracht hätte.

Ich erzähle diese Geschichte, weil sie von Bedeutung ist für das, was danach geschehen ist.

In den nächsten Monaten war ich begeistert, dass ich überlebt hatte. Als ich darüber nachdachte, was geschehen war, begann ich intensiv über Traumata nachzudenken. Während dieser Jahre betrachteten die meisten Experten ein Trauma nicht als etwas, dem eine große Bedeutung im Leben eines Menschen zukommen könnte, ausgenommen hiervon war lediglich das PTBS (Posttraumatisches Belastungssyndrom) bei Kriegsveteranen, das damals noch als unheilbar angesehen wurde. Aufgrund meiner Erfahrung, fast zu sterben, war mir klar, dass unbewusstes Trauma eine viel schwerwiegendere Wirkung haben muss, als ich jemals vermutet hätte.

Ich erkannte schließlich an diesem Punkt in meinem Leben, dass ich einen Weg finden musste, der es ermöglicht, alle Traumata aus meiner Psyche zu entfernen. Denn welche anderen, völlig unerkannten Landminen könnten noch in meinem Unterbewusstsein vergraben sein?

Entwicklung einer Regressionstechnik

Leider kannte ich damals keine wirklich effektive Trauma-Heilmethode. Es gab zwar eine Reihe von Ansätzen in den Bereichen Körperarbeit- und Atemtechniken, aber keine Methode, mit der man unbewusstes Trauma auflösen und Heilung bewirken konnte. Doch hinter den Kulissen begann sich ein ganz neues Feld der Traumatherapie zu entwickeln, was unter anderem in einem bahnbrechenden Artikel von 1996 im *„Family Therapy Networker"* über effektive Behandlungstherapien für PTBS (Posttraumatisches Belastungssyndrom) seinen Ausdruck fand. Bis zu diesem Zeitpunkt wurde angenommen, dass Trauma einfach unheilbar sei.

Mehr Hintergrund: Durchbrüche in der Trauma-Technik
Trauma kann als eine emotional schmerzhafte, festgefahrene Erinnerung definiert werden, die ohne Intervention einfach nicht aufhört zu schmerzen. Die wichtigsten Trauma-Behandlungen EMDR (Eye Movement Desensitization and Reprocessing), TIR (Traumatic Incident Reduction) und TFT (Thought Field Therapy) wurden in den 1980er und 1990er Jahren entwickelt. Ebenso wichtig war aus meiner Sicht die bahnbrechende Arbeit im Bereich der pränatalen und perinatalen Traumata. Autoren wie Stanislav Grof MD, Dr. Arthur Janov, Graham Farrant MD und Menschen in Organisationen wie der „Association for Pre- and Perinatal Psychology" machten Entdeckungen, die pränatale Traumata als Auslöser für lebenslange körperliche und emotionale Themen ansahen.

Auch die humanistische und die transpersonale Psychologiebewegung nahmen die Fülle von spirituellen und mystischen Erfahrungen wahr, die bis dahin ignoriert worden waren. Ein Beispiel dafür war die Veröffentlichung von Dr. Grofs bahnbrechendem Buch über spirituelle Notfälle im Jahr 1989, das viele dieser Phänomene in ein verständliches Licht stellte.

Deshalb war meine nächste Aufgabe, eine einfache und zuverlässige Methode zu finden, die es ermöglicht, Trauma zu heilen. Nicht nur bewusste und unbewusste Traumata - ich wollte auch pränatales Trauma angehen können. Mehr noch, ich wollte ein Untersuchungsinstrument, weil meine Intuition mir sagte, dass pränatales Trauma der Schlüssel zum Verständnis dafür sein könnte, warum einige Menschen außergewöhnliche Bewusstseinszustände hatten, die meisten aber nicht.

Glücklicherweise hatte ich bereits etwas gefunden, von dem ich dachte, es könnte helfen. Ungefähr sechs Monate zuvor hatte ich einen Therapeuten namens Ron Mied auf einer Konferenz über Schamanismus getroffen. Als wir während des Mittagessens zusammensaßen, fand ich seine skeptische, aber praktische Einstellung meine eigene widerspiegelnd. Und er hatte bereits eine wichtige Entdeckung über die Natur des Traumas gemacht. Er hatte erkannt, dass alle Traumata eingefrorene Momente innerhalb der Zeit sind, aber aus einer externen, außerkörperlichen Perspektive heraus wahrgenommen werden, vergleichbar dem Betrachten eines Standbildes im Fernsehen. Beginnend mit dem Frühjahr 1994 und im Laufe der nächsten Jahre habe ich mich sowohl bei Ron als auch bei Sheelo ausbilden lassen und mit ihnen zusammengearbeitet, um ihre Techniken zu erforschen und zu beherrschen.

Leider musste ich erkennen, dass ihre Methoden meine Ziele nicht abdeckten, also nahm ich ihre Einsichten und meine eigenen Ideen und Erfahrungen und entwickelte schließlich einen etwas anderen Ansatz zur Heilung von Traumata. Meine neue Technik hatte noch einen weiteren enormen Vorteil - ich konnte damit leicht auf die vorgeburtlichen Erfahrungen zugreifen und diese studieren. In den nächsten sieben Jahren habe ich meinen Ansatz weiter verfeinert, indem ich mit Tausenden von Klienten zusammenarbeitete und völlig unbekannte prä- und perinatale Entwicklungsereignisse getestet, verbessert und erforscht habe. Hieraus entstand die „Whole-Hearted Healing" Regressionstechnik für die Trauma-Heilung.

Die Bühne ist nun bereitet. Im nächsten Kapitel werden wir sehen, wie die erste Entdeckung über Schizophrenie gemacht wurde.

Schlüsselpunkte

- In den letzten 25 Jahren sind effektive Techniken zur Heilung von Traumata und PTBS (Posttraumatisches Belastungssyndrom) verfügbar geworden. Dazu gehören EMDR, EFT und viele andere.
- Durch den Einsatz geeigneter Techniken können Menschen ihre eigenen pränatalen und perinatalen Traumata erkennen und lösen.
- Der Bereich der pränatalen und perinatalen Psychologie beschreibt Erfahrungen, die Laien üblicherweise nicht bekannt sind.
- Die „Whole-Hearted-Healing" Regressionstechnik zur Trauma-Heilung wurde speziell zur Untersuchung pränataler Ereignisse entwickelt.
- Manche Menschen werden mit ungewöhnlich positiven, kontinuierlichen Spitzenbewusstseinszuständen geboren.

Empfohlene Literatur
Für Trauma-Heilung:
- *EMDR: The Breakthrough Therapy for Overcoming Anxiety, Stress, and Trauma* (1998), von Francis Shapiro und Margot Forrest.

- *The EFT Manual* (2011), von Gary Craig.
- "Going for the Cure" (July/August 1996), *Family Therapy Networker*, By M. S. Wylie, 20(4) pgs. 20-37.
- *Traumatic Incident Reduction* (1999), von Gerald French und Chrys Harris.

Für Regression:

- *Regression Therapy: A Handbook for Professionals*, Vol. 1 und 2 (1993), Winafred Blake Lucas.
- *The Basic Whole-Hearted Healing™ Manual*, 3rd Ed. (2004), von Grant McFetridge Ph.D. und Mary Pellicer, M.D.
- *The Whole-Hearted Healing Workbook* (2013), von Paula Courteau.

Für Spitzenbewusstseinszustände:

- *Peak States of Consciousness: Theory and Applications*, Volumes 1 (2004) und 2 (2008), von Grant McFetridge Ph.D., Jacquelyn Aldana, und James Hardt Ph.D.
- *Peak States of Consciousness: Theory and Applications*, Volume 2 (2008), von Grant McFetridge Ph.D.und Wes Geitz.
- *The Adventure of Self Discovery* (1988), von Stanislav Grof M.D.

Kapitel 2
Der erste Durchbruch

Dieses Kapitel beschäftigt sich mit dem ersten Durchbruch, den wir hatten und stellt eine Verbindung her zwischen pränatalen Traumata, alltäglichen Gedanken in unserem Kopf und schizophrenen Stimmen.

Dieser Bericht ist ein gutes Beispiel dafür, wie hochmoderne Forschung wirklich funktioniert. Der Versuch, ein Ziel zu erreichen, kann manchmal zu völlig Unerwartetem führen. Ich untersuchte nämlich nicht das Thema Schizophrenie, sondern versuchte, ein umfassenderes Modell der Psyche zu erstellen, welches mir bei meiner Arbeit an außergewöhnlichen Spitzenbewusstseinszuständen helfen könnte. Es war die Untersuchung des rätselhaften Phänomens des „Channelns", der dämonischen Besetzungen und der „Entitäten" aus diesem Blickwinkel heraus, die tatsächlich zu einer ersten Behandlung der schizophrenen Stimmen führte.

Dieser Durchbruch beantwortete viele rätselhafte Fragen. Es stellte sich heraus, dass praktisch alle Menschen das gleiche Problem haben, ob man es nun unfreiwilliges Denken, obsessive Gedanken, körperlose Geister, Channeling, Besetzungen oder Stimmen nennt. Der einzige Unterschied besteht darin, dass man die Lautstärke der Wörter stumm schalten kann. Es ist eine zweistufige Störung - die erste, bei der die Stimmen im Hintergrund bleiben und als ein normaler Teil des Lebens betrachtet werden; die zweite, wenn die Stimmen aufgrund eines Traumas nicht mehr unterdrückt werden können und aufdringlich laut werden. In späteren Kapiteln werden wir sehen, dass es noch andere Faktoren geben kann, aber das eben Gesagte gilt für die meisten Menschen.

Ich beende dieses Kapitel mit der Geschichte eines der wichtigsten Momente in meinem Leben - der Heilung meines eigenen Vaters von der Schizophrenie.

Entwicklung eines Modells, das die gesamte Psychologie abdeckt.

In den 90er Jahren lebte ich in einer kleinen Hütte in den Ausläufern der Sierra in Kalifornien. Ich arbeitete gelegentlich als Ingenieur, Universitätsdozent oder zeitweise auch körperlich, um die Miete bezahlen zu können, aber ich konzentrierte mich in erster Linie auf meine Forschungen über pränatale Erfahrungen. Ich baute langsam ein Modell auf, ein neues Verständnis davon, wie die Psyche tatsächlich funktioniert, eines, das mir helfen könnte, die Probleme der Menschen zu verstehen und zu heilen. In meinem Doktorandenprogramm für klinische Psychologie musste ich mir über 30 verschiedene „Karten des Verstandes" einprägen, aber leider fand ich keine von ihnen nützlich, um Menschen zu helfen; abgesehen davon konnte keine von ihnen alle Probleme und Erfahrungen abdecken, die Menschen erlebten. Wenn ein Modell wirklich gültig ist, sollte es nach meinem Verständnis in vielerlei Hinsicht testbar und nützlich sein. Als Ingenieur begann ich auch andere Arten von Erfahrungen zu untersuchen, die Licht auf die Psyche werfen konnten. Um korrekt zu sein, musste mein Modell nicht nur die kulturell akzeptablen Modelle abdecken, sondern zusätzlich alle Phänomene wie Nahtoderfahrungen, spirituelle Notfälle, Vorleben, schamanische Heilung und so weiter einbeziehen und erklären.

Als ich dieses Projekt begann, hatte ich eine eher Rogerianische Sichtweise des menschlichen Zustands, wahrscheinlich weil sie mit dem Bewusstseinszustand „Beauty Way" in Einklang steht. Bevor ich tief in meine Untersuchungen eintauchte, ging ich davon aus, dass die Probleme und Überzeugungen der Menschen einfach auf schmerzhafte Erfahrungen in ihrem Leben zurückzuführen sind. Meine Weltanschauung war sehr sozialverträglich, einfach und unkompliziert. Aus meiner heutigen Sicht, dreißig Jahre später, war ich damals sehr naiv. Ich war einfach noch nicht mit der Mannigfaltigkeit anderer Phänomene konfrontiert, die von Laien und Fachleuten im transpersonalen und pränatalen Bereich erforscht wurden.

Mehr Hintergrund: Carl Rogers
Der verstorbene Carl Rogers, Begründer der humanistischen Psychologiebewegung, revolutionierte die Psychotherapie mit seinem Konzept der „Klient-orientierten-Therapie". Sein Lebenswerk basiert auf seinem grundlegenden Glauben an das menschliche Wachstumspotenzial. Sein Buch „*A Way of Being*" ist eine ausgezeichnete Einführung.

Als ich anfing, mich mit verschiedenen ungewöhnlichen „spirituellen" oder „psychischen" Erfahrungen zu beschäftigen, wurde mir klar, dass die Menschen mit diesen zu tun hatten, indem sie tatsächlich zwei völlig unterschiedliche Weltanschauungen in ihren Köpfen hatten. Einerseits gingen sie zu Ärzten, wenn sie krank oder verletzt waren. Andererseits behandelten sie diese seltsamen, ungewöhnlichen Erfahrungen so, als hätten diese ein eigenes Regelwerk, das vollständig von der Wissenschaft oder Biologie getrennt ist. Als Ingenieur wusste ich, dass ich etwas brauchte, das all diese ungewöhnlichen Erfahrungen mit der bekannten Biologie und Psychologie verbindet.

Damals wusste ich nicht, dass es die nötigen Informationen noch nicht gab, die für die Erstellung eines einheitlichen psychobiologischen Modells notwendig waren. Im nächsten Kapitel werden wir den Durchbruch im Jahr 2002 darstellen, der es uns endlich ermöglichte, die Psychologie mit der Biologie zu verbinden und wie uns dieses Modell schließlich erlaubte, die biologische Ursache schizophrener Stimmen zu verstehen. Aber lassen Sie uns wieder vorab einige der relevanten Erfahrungen ansehen.

Channeln

Als ich in den 80er und frühen 90er Jahren in Kalifornien war, gab es ein großes Interesse an dem Phänomen des „Channeln" (auch als Geistkommunikation oder Medium-Sein bezeichnet). Die Menschen behaupten, dass körperlose Stimmen tiefe spirituelle Wahrheiten erzählen oder ihnen wichtige Informationen geben würden. Einige von ihnen gehen weiter und nehmen die Rolle einer anderen Person an und sprechen, als wären sie diese Person.

Mehr Hintergrund: Channeln
Ich empfehle Arthur Hastings oder John Klimo's Bücher über das Phänomen des Channelns, die in den 80er Jahren geschrieben wurden. Beide machten ihre Untersuchungen als aufgeschlossene, objektive Wissenschaftler, was in den meisten Berichten dieser Zeit fehlte.

Aufgrund meines Interesses an radikaler Bewusstseinsänderung war ich zumindest bereit, die Behauptungen, die ich hörte zu untersuchen. Immerhin hatte ich bei meiner Regressionsarbeit bereits Phänomene erlebt, bei denen ich geschworen hätte, dass sie nur Erfindungen der überaktiven Phantasie der Menschen waren, wie beispielsweise Traumata aus den Vorleben, „Löcher" im Körper und eine Menge anderer. (Ja, ich musste schon einige Male „zu Kreuze kriechen"!) Mehr noch, es gab viele ehrliche, kluge Profis, die ich kannte und respektierte, die ebenfalls auf Phänomene stießen, die völlig außerhalb des Alltagsglaubens lagen. Also, wenn Channeling tatsächlich möglich wäre (in der Annahme, dass es wahrscheinlich eine Reihe von Betrügern gibt, die einfach Geld mit dieser neuen Modeerscheinung verdienen), könnte es ein schneller Weg sein, Antworten durch ein Channeln zu bekommen, um herauszufinden, wie man den Zustand „Beauty Way" bei den Menschen auslösen kann. Ich bin ein ziemlich praktischer Ingenieur - wenn es sich tatsächlich als real herausstellte, dann könnte ich vielleicht ein paar Antworten bekommen und ehrlich gesagt, ich war auch einfach nur neugierig.

Zu der Zeit lebte ich in Nevada City, Kalifornien, einer wunderbaren kleinen Bergstadt, die eine unglaubliche Anzahl von hochkreativen und talentierten Menschen hatte. Praktischerweise gab es eine Menge Channeling, was das Sammeln von Daten sehr einfach machte. Zu meiner Überraschung fand ich bald heraus, dass es viele Channeler gab, die eigentlich bloß wollten, dass dieses Phänomen aufhört. Und als ich sah, wie Menschen, die eine andere Persönlichkeit hatten, durch diese sprachen, um Vorträge zu halten oder Fragen zu beantworten, machte ich eine weitere wichtige Feststellung. Je länger sie in einer Sitzung channelten, desto mehr Schwierigkeiten hatte ihr Körper damit. Und ich bemerkte auch bald, dass der Inhalt der „gechannelten" Botschaften nicht nützlich, sondern voller Plattitüden und unüberprüfbarer Behauptungen war. Zum Beispiel fragen viele Menschen die Channeler nach schmerzhaften Gefühlen und Situationen in ihrem Leben - wenn diese Channeler von einer höheren Ebene des Seins sprechen würden, warum lehrte keiner von ihnen Meridian-Klopfen (EFT) oder bilaterale Stimulation (EMDR), um Traumata zu beseitigen? Diese einfachen Techniken waren einer der größten Durchbrüche auf dem Gebiet der Heilung und der menschlichen Entwicklung, waren aber erst nach einem weiteren Jahrzehnt verfügbar. Es ist klar, dass trotz allem, was die Menschen glauben wollten, das Channeling nicht das war, was man sich erhofft hatte.

Also, was genau war wirklich los? Und dann bin ich auf etwas noch Eigenartigeres gestoßen.

„Entitäten" und „Dämonische Besetzungen"

Wie die meisten Menschen meiner Generation, die durch den Film „Der Exorzist" verschreckt wurden, wusste ich von Besetzungen und dämonischen Wesenheiten. Aber abgesehen von Hollywood-Horrorfilmen nahm ich an, dass es nur ein althergebrachtes Überbleibsel des christlichen Glaubens war. Sie können sich nicht vorstellen, wie überrascht ich war, als ich eine zum ersten Mal erlebte.

Im Laufe der Jahre habe ich dieses Phänomen gelegentlich bei Klienten während der Regressionsheilung ausgelöst, vielleicht einmal in dreihundert Sitzungen oder so. Lassen Sie mich einige Beispiele nennen, um das Problem zu verdeutlichen. In einem Fall war ich auf einer Konferenz über Traumatherapien. Während einer Regressionsdemonstration vor etwa einem Dutzend Menschen ging der Klient (ein fähiger und geistig gesunder Therapeut) in eine dämonische Besetzung über, genau wie im Film. Wenn dies geschieht, strahlt ein sehr beunruhigendes Gefühl des Bösartigen vom Klienten aus, das im Therapeuten die Befürchtung weckt, er könnte sich damit infizieren. Das Ganze hörte auf, als wir das traumatische Ereignis heilten, in welches der Klient durch die Regression hineingeraten war. In einem anderen Fall arbeitete ich mit einer engen Freundin zusammen, die eine Fernheilungs-Technik bei mir anwandte, als sie plötzlich panisch schrie, dass etwas Bösartiges in ihrem Körper sei. Als ich sie anwies, das Gefühl mit einer einfachen Meridian-Klopftechnik zu bearbeiten, verschwand es. Interessanterweise konnte sich diese Frau am nächsten Tag nicht mehr an den Vorfall erinnern, obwohl sie erst am Vortag so verängstigt war.

Ebenso begann ich an diesem Punkt, Personen Aufmerksamkeit zu schenken, die von „Entitäten" sprachen, von Bösartigem oder anderem. Tatsächlich traf ich auf selbst ernannte Heiler, die sagten, sie könnten eine Person anschauen und etwas „sehen", das sie als eine „Entität" innerhalb oder in der Nähe der Person interpretierten. Es war offensichtlich, dass einige dieser Heiler einfach wahnhaft waren, aber andere schienen sowohl gesund als auch kompetent zu sein.

Was auch immer dieses Phänomen war, es konnte von anderen „gesehen" werden. So erinnere ich mich beispielsweise an eine Sitzung, in der ich Hilfe bei der Heilung eines Traumas über das Telefon erhielt:

„Plötzlich ließ mein Lehrer, der über den Ozean telefonierte, einen Schrei los und sagte, er würde zurückrufen. Später sagte er, dass er an einem bestimmten Punkt meiner Heilung plötzlich etwas gesehen hatte, das mich verließ und auf ihn zukam. Das hat ihn umgehauen, aber letztendlich ist nichts Schlimmes geschehen. Eine Weile später sprach ich mit einer hawaiianischen Schamanin und sie erwähnte, dass ich von einem „Wesen" besessen sei. Und in der Tat, hatten mehrere Personen das während dieser Zeit erwähnt. Es war ziemlich peinlich für mich. Und ich konnte damals nicht „sehen", worüber sie sprachen. Ich war deshalb so wie wahrscheinlich auch Sie ein wenig misstrauisch. Doch die indirekten Informationen mehrten sich..."

Ich begann deshalb die schamanischen Konzepte des Seelendiebstahls und des Seelenverlusts zu untersuchen und stellte fest, dass diese schamanischen Ideen vielleicht irgendwie miteinander verwandt waren. Denn nur weil die Griechen glaubten, dass Zeus Blitze geworfen hätte, bedeutet das nicht, dass es keinen Blitz gibt.

Mehr Hintergrund: Shamanismus

Die 70er bis 90er Jahre waren geprägt von dem Interesse und den Bemühungen, das einheimische Wissen des Schamanismus vor dem Verschwinden zu retten. Dr. Michael Harner's Buch „*The Way of the*

Shaman" war ausgezeichnet wegen seiner weltweiten Reichweite und dem Mangel an abweisender westlicher kultureller Voreingenommenheit.

Zu diesem Zeitpunkt war es offensichtlich, dass Menschen, die von „Entitäten" und „dämonischer Besessenheit" sprachen, reale, konsistente und weit verbreitete Erfahrungsphänomene beschrieben, selbst wenn ihre Erklärungen auf reiner Phantasie oder vorwissenschaftlichen Weltanschauungen basierten. Sie waren offensichtlich nicht geisteskrank, ungeachtet dessen, was sie beschrieben hatten. Also, was war es wirklich? Hatte es mit Schizophrenie zu tun? Im nächsten Abschnitt gibt es den ersten Hinweis darauf.

Der erste Durchbruch

Wie gesagt, meine Hauptmotivation war, einen Weg zu finden, um der Menschheit außergewöhnliche Bewusstseinszustände verfügbar zu machen – ich wusste nur noch nicht wie.

Doch dann hatte ich eine Idee. Zu diesem Zeitpunkt war ich schon seit einigen Jahren Meditierender im Zen-Buddhismus, und ich hatte die Vermutung, dass vielleicht, wirklich nur vielleicht, der Hinweis der Meditationslehrer auf die Beruhigung der eigenen Gedanken (der „Affenverstand", wie er manchmal genannt wird) ein Weg in tiefere Bewusstseinszustände sein könnte. Also beschloss ich, diese Idee im Zusammenhang mit meinem neuen Ansatz zur Trauma-Heilung und Regression zu erforschen, aber es war nur noch nicht klar, wie ich in der Meditation Trauma mit zufälligen Gedanken in meinem Kopf verbinden könnte. Ich hatte zu diesem Zeitpunkt auch noch kein Interesse an der Schizophrenie, da ich annahm, dass die beiden Phänomene völlig unabhängig voneinander seien. Aber bald darauf wurde ich eines Besseren belehrt.

Im Januar 1995 kam es während einer holotropen Atemarbeit zu einem glücklichen Zufall. Ich wurde mir bewusst, wie sich die unsichtbare Anwesenheit eines wirklich wütenden, bösartigen alten Mannes anfühlte, der irgendwie an mir klebte. Es war ziemlich aufregend, denn jetzt hatte ich mein eigenes „Wesen", mit dem ich experimentieren konnte.

An diesem Punkt könnte man sich fragen, ob ich mich geisteskrank gefühlt habe, aber nein - meine Alltagserfahrung hatte sich nicht geändert und es war schwer, diese Sache überhaupt zu spüren. Außerdem kannte ich viele wirklich fähige Therapeuten, die diese Wesenheiten ebenso in sich oder in ihren Klienten angetroffen hatten und auch verwirrt waren. Es gab uns das Gefühl, dass wir alle an etwas Innovativem arbeiteten und etwas erforschten, das in unserer modernen Gesellschaft traditionell anerkannt, aber ignoriert oder missverstanden wurde.

Ich versuchte auf unterschiedlichste Weise, dieses Wesen loszuwerden, was auch immer es war, ich machte damit keine Fortschritte. Dann hatte ich die Idee, mich an ein GSR (Galvanic Skin Response)-Messgerät anzuschließen, um es wie einen Lügendetektor zu benutzen und zu sehen, ob ich mein eigenes Unterbewusstsein befragen könnte. Es hat funktioniert. Das Messgerät zuckte, wenn mein Partner eine Frage stellte, die mein Körper nicht beantworten wollte. Was wir herausfanden, war, dass mein Körper diesen unsichtbaren, wütenden alten Kerl in der Nähe behalten wollte und nicht zulassen würde, ihn los zu werden, aber ich hatte keine Ahnung warum. Nach dieser Sitzung war ich ziemlich verwirrt und dachte, dass ich ein verrücktes Körperbewusstsein haben musste!

Mehr Hintergrund: Das Dreifachhirn

Der Neurowissenschaftler Dr. Paul MacLean vom „US National Institute of Mental Health" entdeckte in den 70er Jahren, dass alle Primaten mit einem „Dreifachhirn" ausgestattet sind - mit einem Körperhirn (Reptilien oder R-Komplex), einem Herzhirn (Säugetier oder limbisches Gehirn) und einem Verstandeshirn (Primat oder Neocortex), welches jeweils verschiedene Körperfunktionen steuert.

Überraschenderweise führte unsere Arbeit mit der Regression zu der Entdeckung, dass jedes dieser drei Gehirne aus psychologischer Sicht selbstbewusst ist, jedes „denkt" ganz anders (entweder mit Körperempfindungen, Emotionen oder Gedanken), und sie handeln wie Kinder, während sie miteinander um Aufmerksamkeit oder Kontrolle konkurrieren. Diese Bewusstheit ist Teil des so genannten Unterbewusstseins.

Ein paar Wochen später war ich immer noch verwirrt über mein Erlebnis. Am 26. Februar 1995 geschah dann unerwartet ein Durchbruch. An diesem Tag schrieb ich in mein Tagebuch:

„Während ich daran arbeitete, ein Stück Sperrholz zu sägen, dachte ich an die Anziehungskraft, die wütende Frauen auf mich ausübten, so wie ich mit Lauri beim Mittagessen darüber gesprochen hatte. Dann ging mir der Gedanke durch den Kopf, dass mich ein Wesen wie eine wütende Mutter umgibt und die Vorstellung, dass ich während der Geburt von einer wütenden Mutter umgeben war, die sich wahrscheinlich von ihrem Mann verlassen fühlte."

Wie auch immer, was auch immer der genaue Gedanke war, meine Brust bewegte sich und fühlt sich immer noch irgendwie wund an aufgrund dieser Erkenntniserfahrung. Nach ein paar Minuten versuchte ich wieder zu sägen, aber ich war zu sehr bewegt. Also saß ich einfach für weitere 15 Minuten. Die „Nachwehen" hielten an.

Ich habe das in einem Brief an einen Freund zwei Wochen später wie folgt präzisiert:

> „Ich sägte ein Stück Sperrholz und arbeitete daran, warum ich mich körperlich zu wütenden Frauen hingezogen fühlte (nur zwei, aber die zweite hatte ein schlechtes Verhalten). Mit einem Blitz kam alles zusammen! Ich durchlebte kurz ein Stück des Geburtstraumas, das mich 15 Minuten lang umhaute.
> Es stellte sich heraus, dass alle erhaltenen Ratschläge zu diesem Thema falsch waren, da die Personen dieses Thema nicht bei sich selber geheilt hatten! Sehr wenige Therapeuten, die ich kenne, sind in das Geburtstrauma eingestiegen und das Problem lag genau dort. Die Menschen rieten mir anzusehen, warum ich innerlich wütend sein könnte und meinen eigenen Zorn zu heilen. Nun, ich verfolgte diesen Weg wirklich, aber ohne jeglichen Erfolg, was diese „Entität" anging. Es stellte sich heraus, dass das eigentliche Problem ganz wo anders war.
> Während des Geburtsvorgangs wurde meine Mutter sehr wütend auf meinen Vater. Als Fötus, der versucht, in dieser höllischen Erfahrung der Geburt zu überleben, habe ich eine Assoziation zwischen dem Gefühl des Überlebens und dem Gefühl der Wut, die mich umgibt und durchdringt, hergestellt (so erlebt das Körperbewusstsein die Mutter im Mutterleib). Das war fast so, als hätte ich ein wütendes Wesen in meinem Körperumfeld. Das war auch der Grund, warum ich mich zu wütenden Frauen hingezogen fühlte, eine Manifestation derselben Erfahrung. Also konnte ich das Wesen nicht aufgeben, weil es sich anfühlte, als ob mein Überleben auf dem Spiel stünde."

Es war eine erstaunliche Empfindung, als wichtige Teile des Puzzles in diesem einen Moment ihren Platz fanden. Was ich getan hatte, war, die Erfahrung der „Entitäten" mit dem pränatalen Trauma zu verbinden. Vor allem versuchte ich Mama dazu zu bringen, mich vor Verletzungen zu schützen und zu retten, ähnlich wie ein ertrinkendes Kind, das nach seiner Mutter greift. Das Gefühl, dass mein Überleben auf dem Spiel stand, wurde nun mit der Emotion der Mutter in Verbindung gebracht. In den nächsten Tagen fügten sich die restlichen Teile zügig zusammen und ich erkannte schnell, dass meine lästigen, aufdringlichen Gedanken während der

Meditation tatsächlich von verschiedenen festen Orten im Raum um mich herum kamen, jeder mit einer charakteristischen emotionalen Belastung. Aha! Dies verband die Idee des gewöhnlichen, alltäglichen Gedankengesprächs mit der Erfahrung von „Entitäten" (Stimmen). Jeder Gedankengang hat seinen eigenen Emotionalton, verbalen Inhalt und Ort im Raum.

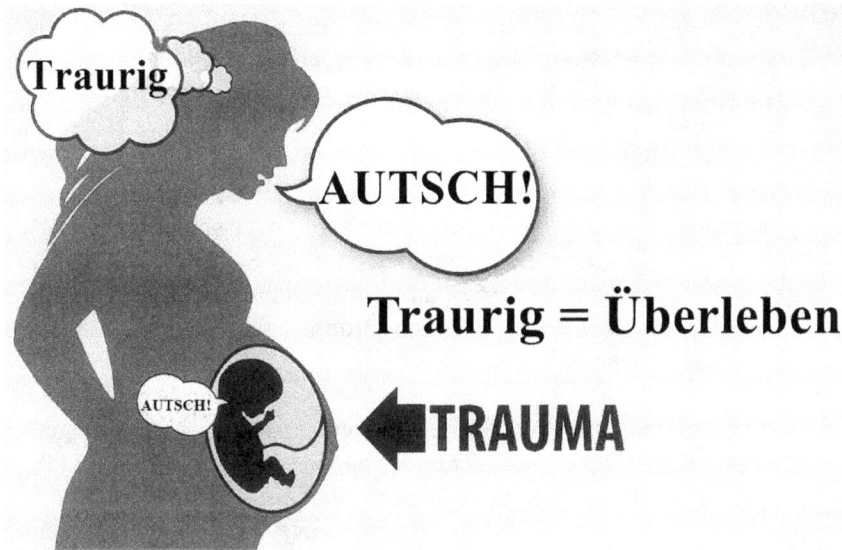

Traurig

AUTSCH!

Traurig = Überleben

AUTSCH!

← TRAUMA

Bild 2.1: Gebärmuttertrauma ist die Grundlage der inneren Gespräche oder der „Stimmen" im späteren Leben. In diesem Beispiel ist das Gefühl der Traurigkeit der Mutter nun mit dem Gefühl des Überlebens des Fötus verbunden.

Ich fand heraus, wie ich in den Emotionalton eines Gedankens kommen konnte und zu dem gleichen Emotionalton meiner Mutter zurückkehren konnte, während ich im Mutterleib war und ich entdeckte, wie ich meine Trauma-Erfahrung dort finden und heilen konnte. Sobald alle pränatalen Traumata geheilt sind, verschwinden die entsprechenden „Gedanken" und hinterlassen in dem mich umgebenden Raum in der Gegenwart eine Art stille Leere.

Aufgrund unserer kulturellen Überzeugungen sind Forscher, Therapeuten und Klienten in all den Jahren davon ausgegangen, dass obsessive Gedanken (Stimmen, oder wie auch immer wir sie nennen wollen) ein zurückgewiesener oder unbewusster Teil von uns selbst sein müssen und dass bei wütenden, negativen Gedanken der Klient in irgendeiner Form Schuld an offenen oder unterdrückten Wutproblemen haben muss. Aber dieser Ansatz ist eine totale Zeitverschwendung, wenn es darum geht, die Stimmen loszuwerden. Was ich gefunden hatte, zeigte, dass der Inhalt der Gedanken nichts mit dem Klienten zu tun hatte, stattdessen wurde der emotionale Ton des Gedankens von den Gefühlen der Mutter bestimmt, bevor der Klient überhaupt geboren wurde.

Mehr Hintergrund: das Stimmenhören-Netzwerk
1987 wurde das weltweite „Hearing Voices Network" (Intervoice) gegründet. Es waren Menschen, die körperlose Stimmen hörten, aber keine anderen Symptome einer psychischen Erkrankung hatten. Mein Durchbruch zeigte, dass das Hören von Stimmen kein Zeichen von Geisteskrankheiten ist. Der einzige Unterschied zwischen diesen Menschen und „normalen" Menschen war, dass sie die Fähigkeit verloren hatten, ihre Gedanken einfach stumm zu schalten. Sie hatten einfach ihre Lautstärkeregelung verloren. Deshalb konnten die Forscher keinen klaren und offensichtlichen biologischen Unterschied zwischen den beiden Gruppen finden - praktisch hatte jeder das gleiche Problem.

Beachten Sie, dass die Mutter sowohl positive als auch negative Gefühle während des Gebärmutter-Traumas haben kann. Zum Beispiel fühlte sich meine Mutter beim Sex mit meinem Vater großartig, während sie schwanger war, aber mich hat es eher etwas verletzt zurückgelassen. Daher war der Emotionalton zu der entsprechenden Stimme sehr positiv. Wie ich damals schrieb:

„Zwei Tage später ging ich wieder rein, um die anderen Emotionen zu heilen, die mit dem Überleben verbunden waren - Mutter hatte während dieser Zeitspanne positive Gefühle. Während ich das tat, konnte ich mich selbst wahrnehmen, wie ich eine Wolke von „Entitäten" - die so genannten „Engel", die so gut wie jeden umgeben - in die Unendlichkeit hinaus warf. Es war toll, denn der Lärmpegel in meinem Kopf nahm plötzlich dramatisch ab."

Dysfunktionale sexuelle Anziehungen und „Stimmen"

Wie Sie an dem Beispiel gesehen haben, welche Anziehungskraft wütende Frauen auf mich hatten, können wir eine solche „Ansammlung" von **Fehler! Textmarke nicht definiert.**unfreiwilligem Denken auch auf andere Weise beseitigen. Anstatt sich auf die potentiell schwierige Aufgabe zu konzentrieren, den Emotionalton der Gedanken, die kommen und gehen können, wahrzunehmen, könnte sich ein Klient einfach auf den dominanten Emotionalton eines Mannes oder einer Frau konzentrieren, von der er sich sexuell angezogen fühlt und diese für die Regression verwenden. Aber warum waren gerade sexuelle Anziehungen wichtig? Schließlich hatten diese Gebärmuttertraumata keine sexuellen Gefühle - sie waren eher so, wie wenn Sie mit Ihrer Mutter einen Autounfall haben. Ein Grund dafür ist der, dass das Körperbewusstsein das Verhalten einer Person manipulieren kann, um seinem gewünschten Weg zu folgen. Wir haben gesehen, dass der Körper meinte, sein Überleben während dieses Traumas in der Gebärmutter sei von dem umgebenden Emotionalton der Mutter abhängig. Aber wie wird er dem dringenden Überlebenswunsch gerecht? Um dieses zu gewährleisten, generiert er ein Gefühl der sexuellen Anziehung auf eine Person, welche genau diesen Emotionalton hat. (Wir vermuten, dass diese sexuelle Dynamik tatsächlich von der Empfängnis herrührt, aber bis jetzt haben wir diese Idee noch nicht verfolgt.) Also, ein bisschen wie das Tragen eines Gürtels und von Hosenträgern, würde der Körper um jeden Preis diesen Emotionalton um sich herum haben wollen, sei es in Form eines „Wesens", oder in der Form von echten Menschen, oder vorzugsweise beides.

Es war faszinierend, dies bei Klienten zu heilen. Sie denken dabei an jemanden, zu dem sie sich sexuell hingezogen fühlen, sei es ein Filmstar oder jemand, den sie tatsächlich kennen; finden dessen dominanten Emotionalton, um zu dem entsprechenden Gebärmuttertrauma zurückzukehren, als ihre Mutter sie mit dem gleichen Emotionalton umgab; und man heilt das Trauma. Sobald das Trauma beseitigt ist, wird ihre sexuelle Faszination für diese Person einfach verschwinden und nicht mehr zurückkehren, zusammen mit dem entsprechenden Gedankengang. Es war einfach unglaublich.

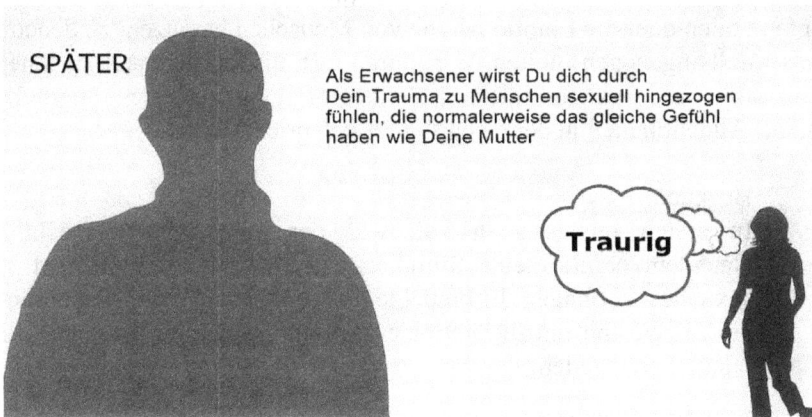

Bild 2.2: Pränatale Traumata führen zu dysfunktionalen sexuellen Anziehungen und Stimmen. In diesem Beispiel wird der Mann von einer Frau angezogen, die den gleichen Emotionalton von Traurigkeit hat wie seine Mutter, als er als Fötus verletzt wurde.

Beispiel:
Es wird viel zwischenmenschliches Drama durch dieses Verhalten verursacht. Nehmen wir als Beispiel einmal an, das in der Gebärmutter das Gefühl deiner Mutter Wut gewesen sei. Man findet sich dann sexuell zu einer Person hingezogen, die genau dieses Gefühl hat, obwohl man bewusst nicht gerne mit wütenden Menschen zusammen ist. Aber was geschieht, wenn diese Person anfängt, etwas anderes zu fühlen, z. B. glücklich oder traurig zu sein? Man wird unbewusst versuchen, diese Person wieder wütend zu machen, weil der Körper das Gefühl hat, dass sein Überleben ansonsten auf dem Spiel steht. Alternativ könnte man auch einfach zu einer anderen Emotion wechseln, die mit dem Überleben verknüpft ist. Man würde sich dann nach wie vor sicher fühlen und es gäbe kein Drama.

Aus dem gleichen Grund geraten Kinder in Wutausbrüche - wenn sich dadurch die Emotionen der Mutter so verändern und sie mit den alten bekannten Gefühlen aus dem Mutterleib übereinstimmen, werden die Kinder mit den Wutausbrüchen aufhören.

In den darauffolgenden zehn Jahren habe ich diesen Prozess an vielen Menschen getestet, mit genau den gleichen Ergebnissen. Menschen, die meditieren wollten, waren besonders daran interessiert, weil diese Technik ihnen einen dauerhaft stillen Verstand geben konnte, egal was sie sonst noch fühlten. Wir konnten entweder den Emotionalton der Gedanken in ihren Köpfen heilen oder die Emotionaltöne von Menschen benutzen, zu denen sie sich sexuell angezogen fühlten. Wir fuhren fort, bis ihr Verstand im Inneren völlig still war, was normalerweise einer Heilung zwischen 10 und 20 Trauma-Augenblicken in der Gebärmutter entspricht.

Beispiel:
In einem interessanten Fall war der Klient ein Sexsüchtiger. Nachdem er alle seine Stimmen entfernt hatte, verschwand sein sexuelles Verlangen. Er brauchte mehrere Monate, um sich daran zu gewöhnen und um die normale sexuelle Beziehung zu seiner Frau wiederherzustellen.

Heilen meines Vaters

Die Schizophrenie meines Vaters wurde im Laufe der Jahre immer schlimmer. Schließlich gab es 1987 keine andere Möglichkeit mehr und er kam in eine erweiterte Pflegeeinrichtung in Bonnyville, Alberta. Bis 1995 war er oft katatonisch, seine Zähne waren alle verrottet, die Psychopharmaka hatten einen schrecklichen Tribut gefordert und es war ziemlich klar, dass er nicht mehr lange zu leben hatte. Als ich ihn besuchte, konnte ich nur noch bei ihm sitzen - es gab keine wirkliche Kommunikationsfähigkeit mehr.

Aber könnte mein neuer Durchbruch bei der Beseitigung von Stimmen bei meinem Vater auch helfen? War das die Quelle seiner Geisteskrankheit? Und so wurde er mein erster Testfall.

Die Art seines Problems wurde schnell offensichtlich. Er hatte drei sehr laute, bösartige, wütende und feindselige Stimmen im Kopf, die schreckliche Dinge wie „Töte deine Kinder" sagten. Dieser freundliche, sanfte Mann hatte angenommen, dass diese Stimmen seine eigenen Gedanken sein müssen und hatte sich aus der Realität zurückgezogen, um ihnen zu entkommen.

Hinweis für Therapeuten:
Nach Jahren des Unterrichtens von Therapeuten und Ärzten, die mit Schizophrenie arbeiten, bin ich immer wieder überrascht, dass sie nie darüber nachgedacht haben, was das Hören von Stimmen einem Menschen antun kann. Viele Stimmenhörer sind wie Kriegsgefangene, die mit lauten, aggressiven, ununterbrochenen Stimmen gefoltert werden, die auch dann weitergehen, wenn sie verzweifelt schlafen wollen. Ich war oft in der Versuchung, meinen Schülern ein iPod zu geben, der gesprochene Stimmen mit einer hohen Lautstärke Tag und Nacht für zwei oder drei Tage abspielt, um einen kleinen Vorgeschmack davon zu bekommen, wie es sich anfühlt. Ich denke, das könnte ihnen helfen, ein wenig von der Qual zu verstehen, die viele Stimmenhörer durchmachen. Für manche ist das Problem der Inhalt der Stimmen, wie in einer Gefängniszelle mit einem Haufen gefährlicher Krimineller gefangen zu sein, die nie aufhören, einen zu bedrohen - und so hat der Klient Angst, ist unfähig, seine Aufmerksamkeit zu sammeln und so weiter. Menschen mit negativen Stimmen können annehmen, dass dies ihre eigenen Gedanken sind, dass sie irgendwie ein schlechter Mensch sein müssen und so versuchen, mit diesen Gedanken unangemessen umzugehen.

Nachdem ich diese drei Stimmen im Kopf meines Vaters ausgeschaltet hatte - nur drei - war er von diesem Tag an ein anderer Mensch. Während ich diese Worte schreibe, habe ich immer noch Tränen des Glücks in meinen Augen auch nach all den Jahren. Sie können sich nicht vorstellen, wie es sich anfühlte, meinen Vater zurückzubekommen, diesen gesunden Mann, den ich nur kurz als Kind kannte. Ich konnte mich nun mit ihm am Telefon unterhalten, ihn um Rat fragen, seinen Standpunkt hören, alles Dinge, die ich vorher noch nie tun konnte. Mein Vater wurde mein größter Fan und schickte mir sogar Geld von seiner kleinen Rente, damit ich mehr recherchieren konnte.

Später fragte ich ihn, wie es ist, katatonisch zu sein und seine Antwort jagt mir immer noch Schauer über den Rücken. Er sagte, es sei „wie in einem Alptraum gefangen zu sein, der nie zu Ende geht"; ich wünsche nur, ich hätte früher gewusst, wie ich ihm helfen kann. Neun Jahre später starb er an einem Herzinfarkt, nur zwei Tage nach Erhalt meines ersten Buches, das ihm gewidmet war. Auf seiner Beerdigung erzählte ich seiner Schwester, was ich getan hatte und zu meiner Überraschung glaubte sie mir. Sie hatte sich nach so vielen Jahren immer gefragt, warum es ihm plötzlich besser geht und was ich erzählte, machte für sie Sinn.

Einen Monat bevor ich den Durchbruch schaffte, sprach ich mit meinem Bruder Scott über meine Anstrengungen und er sagte etwas sehr Einfühlsames. Aus meinem damaligen Tagebuch:

> Er[Scott] sagte, ich müsse meinen eigenen Weg zu heilen finden, dann müsse ich mich auf niemanden anderen verlassen. Scott fuhr fort zu sagen, dass die Lektion des Buddha war, es auf seine eigene Art zu tun, nachdem er zu allen Behörden seiner Zeit gegangen war. Und dass die Menschen jetzt den gleichen Fehler machen würden und zu den buddhistischen Behörden gehen, usw., auf der Suche nach anderen, genau wie Buddha es vor 2.500 Jahren tat.
>
> „An manchen Tagen beeindruckt mich Scott sehr!"

Die meisten Menschen, die ich in diesen Jahren kannte, hatten versucht, mich davon zu überzeugen, dass meine intuitiven Gefühle über die Wichtigkeit von Traumata und vor allem pränatalen Traumata einfach falsch waren. Sie vertraten die Vorteile ihres eigenen speziellen spirituellen Weges, ihrer psychologischen Technik oder sagten mir einfach, was ich mir erhoffen würde, sei unmöglich. So hatte ich einige Jahre lang aufgehört, mit Freunden zu reden und zog mich in meine Berghütte zurück, um zu arbeiten; ich konnte einfach nicht mit ihrer Kritik umgehen, zusätzlich zu meinen eigenen Zweifeln. Es war nicht einfach, emotional oder finanziell weiterzumachen, aber es fühlte sich irgendwie so an, als wäre ich auf dem richtigen Weg, obwohl ich keine Ahnung hatte, wohin dieser Weg schließlich führen würde.

Wenn ich auf die Zweifel anderer gehört hätte, anstatt meinem eigenen Herzen zu folgen, hätte ich meinen Vater nie zurückbekommen.

Schlüsselpunkte

* Die Menschen sollten einen stillen Verstand haben, einen ohne unfreiwilliges Denken. Das ist so anders als die Erfahrung der Menschen, die es sich nicht vorstellen können, so zu leben.
* Hintergrundgedanken (wie sie während der Meditation zu hören sind) werden in den meisten Fällen durch das gleiche Problem verursacht, das die „Stimmen" auslöst, die Schizophrene hören.
* Der Unterschied zwischen einer „normalen" Person und einer Person, die „Stimmen" hört, ist in den meisten Fällen einfach ein Verlust der Fähigkeit, das innere Gerede stumm zu schalten.
* Der Auslöser dafür, dass das Hören von Stimmen nicht mehr unterdrückt werden kann, ist in der Regel ein traumatisches Ereignis, das die Person als lebensbedrohlich empfindet.
* Sogenannte Entitäten, Engel oder gechannelte Stimmen sind nur lautere Versionen von normalem unfreiwilligem Denken.

Empfohlene Literatur

Für das Channeln:

* *Channeling: Investigations on Receiving Information from Paranormal Sources*, Second Edition (1998), von Jon Klimo Ph.D.
* *With the Tongues of Men and Angels: A Study of Channeling* (1991), von Arthur Hastings Ph.D.

Für die Rogerianische Psychotherapie:

* *A Way of Being* (1980), von Carl R. Rogers.
* *On Becoming a Person: A Therapist's View of Psychotherapy* (1961), von Carl R. Rogers.

Für Trauma-Techniken:

* *Going for the Cure, Family Therapy Networker* (July/August 1996), von M. D. Wylie, 20(4), Seiten 20-37. Dies war der Vorläufer-Artikel über psychologische Techniken, die Trauma-Symptome tatsächlich beseitigen können.

Für pränatale Traumata:

* Association for Pre- and Perinatal Psychology and Health (APPPH), www.birthpsychology.com, www.isppm.de.
* *Primal Connections: How Our Experiences from Conception to Birth Influence Our Emotions, Behavior, and Health* (1993), von Elizabeth Noble.

- *Remembering Our Home: Healing Hurts and Receiving Gifts from Conception to Birth* (1999), von Sheila Linn, William Emerson, Denis Linn, Matthew Linn.
- *Voices from the Womb: Adults Relive their Pre-Birth Experiences – a Hypnotherapist's Compelling Account* (1992), von Michael und Marie Gabriel.

Für Shamanismus:
- *The Way of the Shaman* (1990), von Michael Harner Ph.D.
- *Soul Retrieval: Mending the Fragmented Self Through Shamanic Practice* (1991), von Sandra Ingerman.

Für das Dreifachhirn:
- *Focusing* (1982) von Dr. Eugene Gendlin. Dieses Buch beschreibt eine Technik zur Kommunikation mit dem Körperbewusstsein zur psychologischen Heilung.
- *Peak States of Consciousness, Volume 1* (2004) von Dr. Grant McFetridge, Jacquelyn Aldana, und Dr. James Hardt. Das Dreifachhirn-Modell wird aus einer psychologischen Perspektive betrachtet.
- *The Biology of Transcendence: A Blueprint of the Human Spirit* (2002) von Joseph Chilton Pearce.
- *The Three Faces of the Mind: Developing your Mental, Emotional, and Behavioral Intelligence* (1996) von Elaine De Beauport.

Literatur für Fachleute

Schizophrenie ausgelöst durch Trauma:
- „Childhood trauma, psychosis and schizophrenia: a literature review with theoretical and clinical implications" von J. Read, J. Os, A. P. Morrison, und C. A. Ross, *Acta Psychiatrica Scandinavica*, Volume 112:5 November 2005, Seiten 330-350.
- „Delayed Post Traumatic Stress Disorder Model for Schizophrenia and Depression: The Unification Theory of Mental Illness", Dr. Clancy McKenzie M.D. 1998, *Trauma Response*, Band 4 Nummer 2. Dr. McKenzie, studierte Tausende Schizophrene in der USA und fand heraus, dass Trauma in den ersten Lebensjahren die Ursache für die Schizophrenie bei den untersuchten Menschen war. Siehe auch *A Unification Theory of Mental Illness*, 1998, *Frontier Perspectives*, Band 7, Nummer 2, Temple University, Philadelphia.

- *Delayed Post Traumatic Stress Disorders from Infancy: The Two Trauma Mechanism* von C McKenzie und LS Wright, 1996, Amsterdam: Harwood Academic Publishers.
- *Models of Madness: Psychological, Social and Biological Approaches to Schizophrenia* (2004), herausgegeben von Richard Bentall, Loren Mosher, John Read.
- „Prenatal exposure to maternal stress and subsequent schizophrenia: The May 1940 invasion of the Netherlands" von Dr.s J. van Os und J. P. Selten, (1998), *The British Journal of Psychiatry* 172:324-326. Dies war eine Schlüsselstudie, die pränatale Traumata mit Schizophrenie in Verbindung brachte.
- „Rates of Adult Schizophrenia Following Prenatal Exposure to the Chinese Famine of 1959-1961" (Aug 2005), von David St. Clair MD, *Journal of the American Medical Association.*
- „Trauma, Metacognition and Predisposition to Hallucinations In Non-Patients" (2003) von AP Morrison und T Petersen, *Behavioural and Cognitive Psychotherapy*, 31: 235-246.

Stimmen in der gesunden Bevölkerung:
- „Auditory hallucinations: a comparison between patients and nonpatients" (Oct 1998) von Honig A, Romme MA, Ensink BJ, Escher SD, Pennings MH, deVries MW. *The Journal of Nervous & Mental Disease*, 186, 646–651 (Department of Psychiatry and Neuropsychology, Maastricht University, Academic Hospital Maastricht, Netherlands).
  „Die Form und der Inhalt der chronischen akustischen Halluzinationen wurden in drei Studiengruppen verglichen, nämlich Patienten mit Schizophrenie, Patienten mit einer dissoziativen Störung und Menschen, die Stimmen hören und keine Patienten sind. Die Form der halluzinierenden Erfahrungen war zwischen den drei Gruppen nicht signifikant unterschiedlich".
- „Factorial Structure of the Hallucinatory Experience: Continuity of Experience in Psychotic and Normal Individuals", M Serper, CA Dill, N Chang, T Kot, J Elliot, *Journal of Nervous and Mental Disease*, April 2005, 193(4): 265-272.
- „Psychotic symptoms in non-clinical populations and the continuum of psychosis" (March 2002), H Verdoux, Jim van Os, *Schizophrenia Research*, 54:1-2, Seiten 59-65.
- „The continuity of psychotic experiences in the general population", LC Johns, J van Os, 2001, *Clinical Psychology Review*, 21 (8), 1125-41

Kapitel 3

Die Silent Mind Technique ™

Das vorhergehende Kapitel beschrieb unseren ersten Durchbruch. Allerdings gab es noch viele Unbekannte und Probleme mit dieser Technik. Eine große Schwierigkeit bestand darin, dass Gebärmuttertraumata an sich schwer zu bewältigen waren, denn es gab häufig heftige Schmerzen und Leiden in ihnen. Gab es vielleicht doch noch einen besseren Weg, mit dessen Hilfe wir alle „Stimmen" auf einmal loswerden könnten? Welches war die Biologie, die sich hinter diesen Stimmen verbarg? Warum konnten manche Menschen „Wesen" wie kleine Rauchwolken im Raum um sich herum sehen? Warum gab es Stimmen an festen Orten im Raum? Bevor wir mit Gewissheit behaupten konnten, dass unsere Techniken zuverlässig und effektiv waren und wir damit fortfahren konnten, mussten wir Antworten auf diese und viele andere Fragen erhalten.

Dieses Kapitel behandelt die wichtigsten Entdeckungen, die schließlich zum Verständnis der Stimmen auf biologischer Ebene geführt haben. Es geht auch um Höhen und Tiefen der Forschung, um die Anwerbung von Kollegen, mit denen man in der Forschung arbeiten kann und um unsere Probleme, etwas völlig Neues in die medizinische Gemeinschaft einzuführen.

Die Entdeckung der Primärzelle

Meine Forschungsarbeit beschleunigte sich in der zweiten Hälfte der 90er Jahre. Ich begann an Kate Sorensens bahnbrechenden Konferenzen über Trauma-Techniken und außergewöhnliche Bewusstseinszustände teilzunehmen, wobei ich das große Glück hatte, Daten und Ideen mit dieser erstaunlichen Gruppe von altruistischen Technik-Entwicklern austauschen zu können. Ich begann auch damit, Studenten in den USA und Kanada meine „Whole-Hearted Healing" Trauma-Technik beizubringen. Um das Jahr 1997 herum wurde mir endlich klar, dass ich mein eigenes Forschungsinstitut gründen wollte, um Spitzenbewusstseinszustände zu untersuchen und so ließ ich den Namen „Institute for the Study of Peak States" in British Columbia, Kanada registrieren. Im Jahre 1999 arbeitete ich mit einigen wirklich bemerkenswerten und engagierten Personen zusammen, die zu Teamkollegen in unserem Institut wurden: Dr. Deola Perry, Dr. Marie Green, Dr. Mary Pellicer und Dr. Adam Waisel. Mit Hilfe von Studenten, die sich freiwillig als Versuchspersonen zur Verfügung stellten, machten wir jeden Monat neue, wichtige Entdeckungen, während wir dieses neue Feld des pränatalen Traumas und der Spitzenbewusstseinszustände erforschten. Für uns alle war es eine unglaublich aufregende Zeit. Damit wir unsere Entdeckungen teilen und andere finden konnten, die unsere Leidenschaft teilen, erstellte ich mit Hilfe meiner Schwester Alison im November 1999 unsere erste Webseite (www.PeakStates.com), womit wir unsere Erkenntnisse bekannt machen und andere mit der gleichen Passion erreichen konnten.

Lernen Sie das Team kennen - Mary Pellicer MD

Mary schreibt: „Mein lebenslanges Engagement für die Heilarbeit wurde im Alter von acht Jahren inspiriert, als ich mit meiner Familie in einem Land der Dritten Welt die gesundheitlichen Verwüstungen erlebte. Da beschloss ich, den Menschen zu helfen, gesund zu sein. Ich habe eine Ausbildung zur Hausärztin absolviert und mehrere Jahre in einer Migrantenklinik Schulmedizin angewendet. Ich begann in diesem Umfeld frustriert zu sein und verließ es, um medizinische Leiterin eines Gesundheitsgemeinschaftsprojekts für ein großes Krankenhaus zu werden. Obwohl es ein Schritt in die richtige Richtung war, war die Finanzierung des Projektes, verglichen mit dem Bedarf, begrenzt und schließlich wurde das Programm eingestellt. Ich erkannte, dass die Werkzeuge, die ich in der medizinischen Fakultät gelernt hatte, oft nur Pflaster für viele der chronischen Probleme meiner Patienten waren."

„Im Jahr 1999, kurz nachdem ich meinen eigenen Spitzenbewusstseinszustand erlebt hatte, traf ich Grant, als er die ISPS-Website ins Leben rief. Ich war gefesselt, fasziniert und total begeistert von der Erforschung des Bewusstseins. Wir haben 5 Jahre zusammengearbeitet, bis mich meine persönliche Reise der Heilung abberufen hat. Jetzt bin ich wieder beim Institut und freue mich darauf, dort wo ich angefangen habe, das Bewusstsein weiter zu erforschen. Ich glaube, es ist möglich, alles zu heilen, aber um das zu tun, muss man in der Lage sein, das menschliche Betriebssystem, das Bewusstsein, zu hacken. Grant und das ISPS-Team sind die Besten, die ich kenne. Es ist eine großartige Arbeit, in die man sich einbringen kann, und eine großartige Gruppe, mit der man zusammenarbeiten kann. Hier kann man den Planeten heilen!"

Im Sommer 2001 erfolgte die nächste grundlegende Entdeckung. Während einer Schwitzhüttenzeremonie der Ureinwohner auf einer Insel vor der Küste von British Columbia erfuhr ich einen mir völlig unbekannten Bewusstseinszustand. Plötzlich hatte ich die Fähigkeit erlangt, völlig unbekannte Objekte, die in einem grauen Nebel um mich herum schwebten, nach Belieben zu „sehen". Ich konnte mein Bewusstsein bewegen und aus der Nähe oder aus der Ferne schauen. Ich hatte keine Ahnung, was ich sah, aber es war für mich so sichtbar wie die Möbel in meinem Haus.

In den folgenden Monaten fand ich heraus, wie ich meinen Kollegen die gleiche Fähigkeit vermitteln konnte. Wir alle begannen, dieses neue „spirituelle" Reich zu erforschen und versuchten herauszufinden, wofür es verwendet werden könnte. Etwa neun Monate später wurde uns endlich klar, dass wir in einer Zelle waren. (Rückblickend denke ich, dass Adam der Erste war, der das erkannt hatte, obwohl er sagte, dass ich derjenige gewesen sei, der es herausgefunden hat). Ich weiß, dass ich mich gesegnet fühlte, mit diesen wirklich begabten und engagierten Kollegen Spitzenforschung zu betreiben. Bis zu diesem Zeitpunkt hatte keiner von uns eine Ahnung, denn das bunte 3D-Zellinnere, das wir sahen, war so grundverschieden von den Bildern, die ein Elektronenmikroskop von getrockneten und zerschnittenen Zellinnenräumen lieferte.

In den nächsten zehn Jahren haben wir mit Hilfe von elektronenmikroskopischen Fotos aus Biologie-Lehrbüchern Schritt für Schritt den Zusammenhang zwischen psychischen Symptomen, pränatalen Traumata und Problemen in der Zelle untersucht. Wir haben auch eine der überraschendsten Entdeckungen unserer Karriere gemacht - es gibt nur eine wichtige Zelle im ganzen Körper. Diese Zelle ist der Ort, an dem das Bewusstsein selbst lebt und Probleme in ihr wiederholen sich sowohl in anderen Zellen als auch in den mehrzelligen Körperstrukturen. Diese Zelle gibt das Muster vor und steuert alle anderen Zellen. Wir nannten sie schließlich die „Primärzelle"; denn sie bildet sich kurz nach der Empfängnis.

Wenn man den Menschen zeigt, wie es geht, kann etwa ein Drittel von ihnen in ihre eigene Primärzelle „sehen". Wie sieht es denn da drinnen aus? Nun, so wie in dem alten Film „Fantastic Voyage" (der mit Raquel Welch), in dem ein U-Boot geschrumpft und in den Körper eines Menschen gesteckt wird. Einmal in der Primärzelle, genau wie bei Alice im Wunderland, können Sie sich groß oder klein machen und sich bewegen, wohin Sie wollen. Um ein Gefühl dafür zu bekommen, wie es in der Zelle aussieht, verweisen wir Sie auf das YouTube-Video, das 2006 vom „Department of Molecular and Cellular Biology" der Harvard University mit dem Titel „Inner Life of the Cell" erstellt wurde.

Unabhängig davon, ob man innerhalb der Primärzelle sehen kann oder nicht, sind sich alle Menschen gleichzeitig ihres physischen Körpers und ihrer subzellulären Umgebung bewusst - sie überlagern sich wie eine Art Videoeffekt. Jeder Mensch fühlt Probleme in seiner Primärzelle genauso wie er Probleme in seinem Körper fühlt. Das kann für einen Menschen verwirrend sein, denn es ist nicht immer klar, woher das Problem kommt. (Unsere Erkenntnisse über die Symptome, die aus dem Inneren der Zelle kommen, wurden schließlich 2014 in dem Buch „*Subcellular Psychobiology Diagnosis Handbock*" zusammengetragen.

Strukturen in der Primärzelle sehen zu können wird oft als visuelle Halluzination falsch diagnostiziert. Denn diese Menschen sind davon überzeugt, dass sie tatsächlich etwas im Raum um sich herum sehen, was niemand sonst sehen kann. In einer Zeit vor dem Elektronenmikroskop und den YouTube-Videos machte diese Fehldiagnose Sinn - jetzt macht es mehr Sinn, diese Menschen als laufende Echtzeit-Mikroskope für die Forschung in der subzellulären Biologie einzusetzen!

Die ersten Jahre des Instituts

In den frühen 2000er Jahren wurde die Forschung fortgesetzt, da wir uns in erster Linie auf grundlegendere Fragen der subzellulären Psychobiologie konzentrierten und die Schizophrenie war dabei nur ein Hintergrundprojekt. Das bedeutete nicht, dass ich darüber glücklich gewesen wäre, denn schließlich wird bei einem Prozent der Menschheit diese Krankheit diagnostiziert. Ich wusste, welche Schmerzen diese Krankheit in den Familien und bei den Menschen verursachen kann und ich hatte etwas, das vielen von ihnen helfen könnte. Aber Forschung ist nicht wie das Backen eines Kuchens - Durchbrüche kommen, wenn sie kommen und um sie zu erlangen, mussten wir zuerst grundlegende Probleme lösen. Ich begann jedoch, Therapeuten in der aktuellen Technik auszubilden, und 2004 veröffentlichten Dr. Pellicer und ich das *Basic Whole-Hearted Healing Manual*. Dort habe ich auf den Seiten 131-132 beschrieben, was wir für die Behandlung von Stimmen gefunden hatten. (Ich hatte damals bereits vor, das vorliegende Buch zu schreiben, das Sie in Ihren Händen halten, obwohl ich damals nicht wusste, dass noch weitere 13 Jahre vergehen würden, bis ich dazu kommen würde! Ich wollte wirklich eine Lösung in die Welt hinausbringen, aber ich wusste, dass das, was wir hatten, noch nicht gut genug war, weil es wirklich einen ausgebildeten Traumatherapeuten brauchte, um es zu benutzen. Es war bis dahin auch noch nicht an schizophrenen Personen getestet.

Zu diesem Zeitpunkt waren zwei neue Schlüsselpersonen an Bord gekommen: Paula Courteau (die Autorin des *„Whole-Hearted Healing Workbook"*) und John Heinegg, welcher ein außergewöhnliches Talent für das Komponieren von Musikstücken für unsere Regressionsarbeit hatte. Während ich diese Zeilen schreibe (2017), habe ich das große Glück, immer noch mit diesen beiden unglaublich talentierten und engagierten Menschen zusammenarbeiten zu dürfen.

Ebenfalls 2004 erschien mein erstes Buch *„Peak States of Consciousness: Theory and Application"*, Band 1. Mittlerweile gab es viel mehr Menschen, die sich für unsere Arbeit interessierten. Die meisten davon waren nicht daran interessiert, Forschung zu betreiben - sie verstanden nicht, wie schwierig es war, mit nur einer Handvoll Freiwilliger mit einem sehr geringen Budget ein völlig neues Wissenschaftsgebiet zu entwickeln. In den nächsten Jahren flog ich mit meinen Kollegen durch die ganze Welt. Wir lebten alle in verschiedenen Teilen der Welt und da die Trainingszeiten die einzigen Zeiten waren, in denen wir für Reisen bezahlt werden konnten, wurden die Ausbildungen auch zu einwöchigen intensiven Forschungssitzungen.

2004 und 2005 waren auch für mich sehr schmerzhafte Jahre. Im Sommer 2004 starb meine kleine Schwester bei einem Autounfall. In diesem Winter starb auch mein Vater, nur zwei Tage nach Erhalt eines Exemplars meines neuen Buches mit der Widmung an ihn. Im Jahr 2005 starb dann meine rechte Hand, Dr. Adam Waisel, an einem Herzinfarkt. Vor allem Adams Tod war für mich ein so großer Schlag, dass ich fast das gesamte Projekt aufgegeben hätte. Er widmete sich dem Versuch, der ganzen Menschheit zu helfen; ein wahrer Renaissance-Mann, einer der klügsten und fähigsten Menschen, die ich je getroffen habe, sowie ein Chirurg, ein Akupunkteur und ein Arzt der chinesischen Medizin. Es war einfach kein Spaß mehr ohne die Art von Kameradschaft, die wir entwickelt hatten. Aber ich fand immer noch, dass unsere Arbeit wichtig und notwendig war; sie fing an, sich viel mehr wie Schleifarbeit anzufühlen. Ich musste auch vom Kollegen zum Chef werden, als unser Institut weiter wuchs, mit all den Schwierigkeiten, die damit verbunden waren. Dadurch blieb auch immer weniger Zeit für die Forschung.

Lernen Sie das Team kennen - John Heinegg

John schreibt: „Ich nehme an, es sollte so sein. Ich traf Grant, kurz nachdem meine Frau und ich 2005 nach British Columbia gezogen waren. Er entdeckte bald, dass ich kein Problem mit seinen Ideen hatte - ich war sowohl in der konventionellen Medizin (ich bin Krankenpfleger und verdiene meinen Lebensunterhalt als medizinischer Redakteur) als auch in alternativen Methoden (nachdem ich eine Reihe von Heilmethoden studiert hatte, die manchmal als „woo-woo" verhöhnt wurden) versiert."

„Am wichtigsten war, dass ich die pränatalen Entwicklungsanweisungen als Musik hören konnte und die Ausbildung hatte, diese Musik zu reproduzieren (nachdem ich ein Musikstudium mit Schwerpunkt Komposition absolviert hatte). Das war wichtig, weil Grant glaubte – sehr bald durch Erfahrung bestätigt - dass der Klient leichter zu diesem Ereignis zurückkehren könnte, wenn wir Musiksequenzen für ein bestimmtes Entwicklungsereignis hätten und diese während einer Sitzung spielen würden."

„Ich musste lernen, wie man die Musik, die ich hörte, aufnimmt. Aber dank der Computer-Musikprogramme (in meinem Fall GarageBand) kann heutzutage ein Laptop, der an ein elektronisches Klavier angeschlossen ist, als Aufnahmestudio fungieren und sogar ein Nicht-Pianist wie ich kann komplexe Stücke produzieren."

„Schon früh hatte ich Zweifel, ob ich die Musik nicht nur „erfunden" habe – hatte ich Gaia-Musik komponiert oder meine eigene Musik komponiert? Aber Jahre des enthusiastischen Feedbacks haben diesen Zweifel beseitigt. Ich glaube immer noch, dass Musik eine Sprache ist und dass jemand aus einer nicht-westlichen Musiktradition (z.B. klassische indische Musik) Gaia-Musik anders hören würde. Worauf der Pragmatiker antworten würde: „Na und?"

„Mit Grant zu arbeiten ist eine Achterbahnfahrt, mit der so mancher nicht lange umgehen kann. Warum bin ich nicht ausgebrannt? Teilweise denke ich, dass es daran liegt, dass ich nicht für Grants Tierbestand an Parasiten und Krankheitserregern verantwortlich bin; ich konzentriere mich nur auf die Musik. Und auch, weil ich diese traditionelle Warnung an die Musiker beachtet habe: Behalte deinen täglichen Job."

In all den Jahren hatte ich einen stetigen Strom von Personen, die sich uns anschlossen und andere, die kündigten. Erinnern Sie sich, diese Forschung war extrem frustrierend, häufig physisch und psychisch schmerzhaft und möglicherweise gefährlich. Wir waren alle unbezahlte Freiwillige, normalerweise mit Familien, die auch unsere Aufmerksamkeit wünschten; und es dauerte häufig Jahre, bis sich Fortschritte bei den unterschiedlichsten Projekten zeigten, während wir diese total neue und unbekannte Biologie erforschten.

Körperhirnassoziationen und „Ribosomalstimmen"

Wie gesagt, wir konnten jetzt in die Primärzelle „sehen". Aber es war *überhaupt nicht so*, als würde man sich ein Biologie-Schriftbild mit seinen netten kleinen Beschriftungen und Pfeilen ansehen. Es war viel mehr wie der Versuch, Vögel zu identifizieren, die ums Haus herumfliegen, indem man körnige Schwarz-Weiß-Fotos von dünnen Scheiben eines Vogelkadavers betrachtet. Wenn wir also die These aufstellen, dass sich die „Stimmen" tatsächlich irgendwo in der Zelle befinden und nicht in einem immateriellen Gehirnnetzwerk, wo sollten wir denn suchen? Zum Glück hatten wir schon einen Teil des Weges zurückgelegt. Erinnern Sie sich an die „Rauchwolken", die einige sehen konnten, als wir das Phänomen der „Entität" untersuchten? Wir hatten entdeckt, dass gewöhnliches unfreiwilliges Denken nur gedämpfte Versionen dieser gleichen „Stimmen" waren, also hatten wir zumindest einen Ausgangspunkt – den „Rauch" zu finden.

Wir hatten noch einen weiteren wichtigen Hinweis. Im Jahr 2001, kurz nachdem wir damit begonnen hatten, die Primärzelle zu untersuchen, stießen wir auf „erforschungswürdigen Boden". Wir fanden heraus, dass biographische Traumata *nicht* durch mentale Konstrukte im Gehirn verursacht wurden, sondern durch ein *physisches*, beobachtbares Problem in der Zelle. Im Inneren des Nukleus wurden beschädigte Histon-Proteine, die wie gekautes Kaugummi wirken, an DNA-Gene und deren mRNA-Kopien geklebt, so dass diese mRNA-Schnüre nicht ins Zytoplasma gelangen konnten. Technisch gesehen wird dies als „gehemmter Gen-Ausdruck" bezeichnet. In den nächsten Jahren stellten wir fest, dass die beiden anderen Arten von Traumata - Generations- und Körperhirnassoziationstraumata - ebenfalls durch diesen Mechanismus verursacht wurden. (Einige Jahre später wurde die gleiche Entdeckung von „epigenetischen Schäden" in Labors auf der ganzen Welt gemacht; sie ist heute eines der heißesten Gebiete in der Biologie. Aber wir hatten auch noch etwas anderes entdeckt, das noch wichtiger war und soweit wir wissen, niemand bis dahin bemerkt hatte: Es gibt einen Zusammenhang zwischen Trauma und Epigenetik; und epigenetische Schäden können durch psychologische Methoden rückgängig gemacht werden.)

Es stellte sich heraus, dass die Körperhirnassoziationen der Schlüssel zu dem Thema des Stimmenhörens waren. Um das zu verstehen, werfen wir einen Blick auf Pavlovs Hund. Wenn eine Glocke läutet, speichelt der Hund - das nennt man Konditionierung. Ein Trauma kann diese Konditionierung durch die Bildung von „Körperhirnassoziationen" hervorrufen. Das heißt, im Moment des Traumas verbindet der Körper (von Neurobiologen Reptiliengehirn genannt) eine bestimmte Wahrnehmung seiner Umgebung mit einem inneren Gefühl - auch wenn dies überhaupt keinen Sinn macht. Diese irrationalen Körperhirnassoziationen können relativ harmlos sein, wie zum Beispiel die Verbindung der Farbe Blau mit einem Gefühl von Weichheit; oder sie können schwere Probleme verursachen, wenn der Geschmack von Alkohol mit dem Gefühl des Überlebens verbunden ist.

Aber was geschieht auf biologischer Ebene? Der Schlüssel dazu liegt im „Rauen Endoplasmatischen Retikulum" (ER), einer gefalteten Membran, die den größten Teil des Nukleus umgibt. Wenn der Körper ein bestimmtes Protein braucht, ruft er das richtige Gen aus dem Nukleus auf, lässt eine mRNA-Kopie anfertigen, drückt dann diese RNA-Schnur in einen Schlauch und durch eine Pore aus dem ER heraus. Einmal draußen, dockt ein frei schwebendes Ribosom an einem Ende an und lässt diese Schnur durch sich selbst durchlaufen, bzw. es liest die mRNA-Schnur wie ein Computer-Lochband ein und stellt das Protein so her, wie es entlang der Schnur abgelesen wurde.

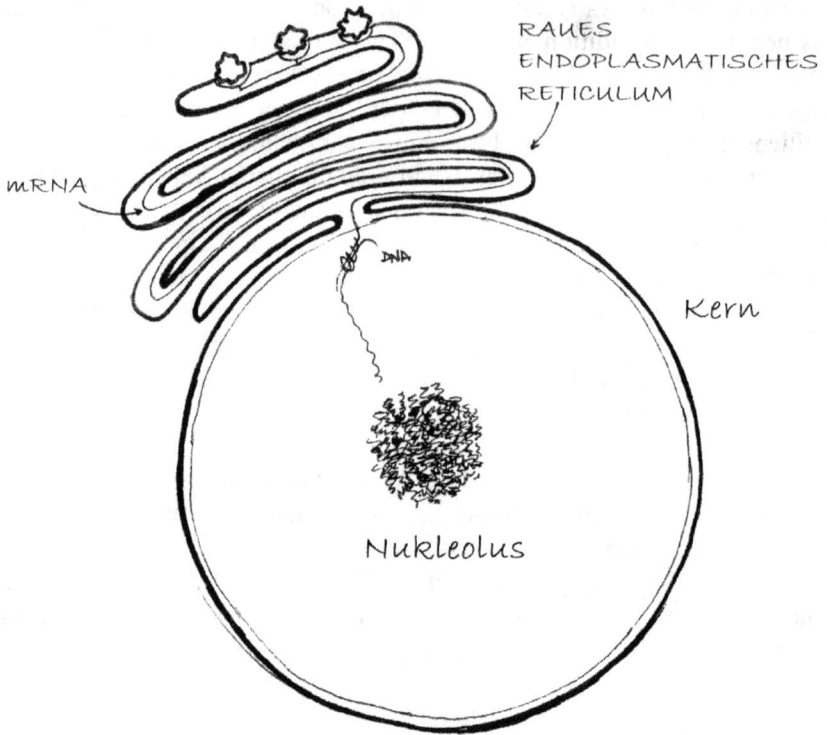

Bild 3.1: Eine Seitenansicht des Nukleus mit dem Rauen Endoplasmatischen Retikulum (ER). Eine mRNA-Schnur, die drei Ribosome verbindet, geht durch das ER und verbindet sich mit der beschädigten Proteinbeschichtung eines Gens aus dem Nukleus.

Das geschieht, wenn alles gut geht. Wenn ein Trauma eine Körperhirnassoziation bildet, geschieht aber etwas ganz anders. In diesem Fall hat das Gen bereits ein klebriges, beschädigtes Histon-Protein an sich und ein Ende der mRNA-Schnur klebt an dem Gen im Nukleus. Das andere Ende der mRNA-Schnur geht in die Röhre und ragt aus dem ER heraus. Frei schwebende Ribosome (sie sehen ein wenig aus wie leere zerknitterte Säcke) hängen an dem Ende, welches aus dem ER herausragt und versuchen die Info der mRNA-Schnur zu lesen, so ähnlich wie wenn ein Computerlochband durch ein Lesegerät laufen würde. Aber sie können die Informationen auf der Schnur nicht mehr lesen, weil sie frontal mit der ER-Membran kollidiert sind und sich dabei in die ER-Pore festgesetzt haben, während sie nach wie vor versuchen, ihre Arbeit zu tun. Bild 3.1 zeigt, wie dies in der Primärzelle aussieht.

Aber wo besteht nun der Zusammenhang zwischen Trauma und den Assoziationsgefühlen (wie Hunger oder Speichelfluss beim Hund)? Es stellte sich heraus, dass diese festsitzenden Ribosome die Gefühle von dem Geschehensablauf aufsaugen, das in jenem Moment ablief. Wenn Sie also Ihr Bewusstsein in die Nähe eines festsitzenden Ribosoms legen, fühlen Sie, dass es die Emotion, die Körperempfindungen oder beides ausstrahlt, die im Moment des Traumas aufgetreten waren (als der Körper ein Protein brauchte, um mit all dem fertig zu werden, was damals geschah). Schlimmer noch, jedes Mal, wenn Ihr Körper das gleiche Protein herstellen will, bildet sich ein Seitenast auf der mRNA-Schnur, jeder mit einem neuen Ribosom, das in das ER eingebettet wird und jeder mit einem neuen Trauma-Gefühl, das von ihm ausgeht. So können Sie im Laufe Ihres Lebens viele völlig zufällige Gefühle und Empfindungen durch diese verzweigte mRNA-Schnur in dem ER miteinander verknüpft haben.

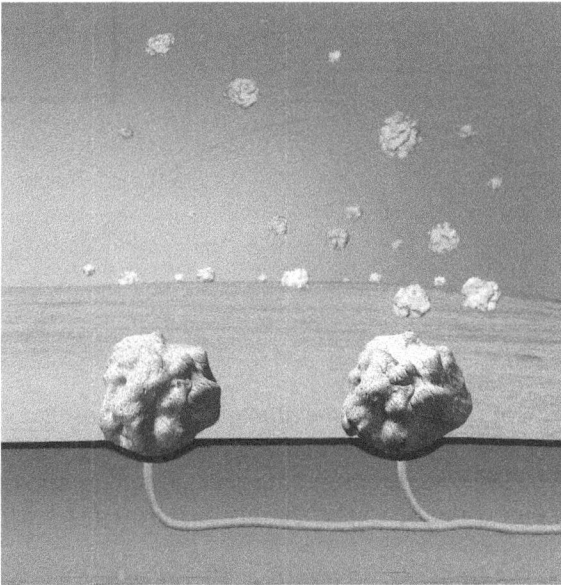

Bild 3.2: Die in diesen beiden Ribosomen gespeicherten Empfindungen werden über die verbindende mRNA-Schnur in der ER-Membran assoziiert.

OK, nun zurück zu den Stimmen. Erinnern Sie sich daran, wie (in Kapitel 2 beschrieben), ein pränatales Trauma einen Zusammenhang zwischen Überleben und den Gefühlen der Mutter herstellte? Es dauerte ein paar Jahre, aber wir konnten schließlich jede Stimme zurückverfolgen bis zu einem entsprechenden Ribosom, welches in dem „Rauen Endoplasmatischen Retikulum" (ER) steckte. Man könnte sich in der Nähe eines Ribosoms bewegen und die Stimme „hören", etwa so, als würde man sein Ohr in die Nähe eines Handys halten und man könnte auch den Emotionalton der Mutter spüren, der davon ausgeht. In einem zweiten Ribosom, welches durch den mRNA-Strang mit dem ersten verbunden ist, wäre beispielsweise ein Gefühl des Überlebens, daher die Assoziation zwischen den beiden Gefühlen. Wegen dieser subzellulären Psychobiologie nennen wir diese Art von Stimmen in unseren Lehrbüchern „Ribosomalstimmen" und sie können alles - von milden Hintergrundgedanken bis hin zu schwerer Schizophrenie - verursachen.

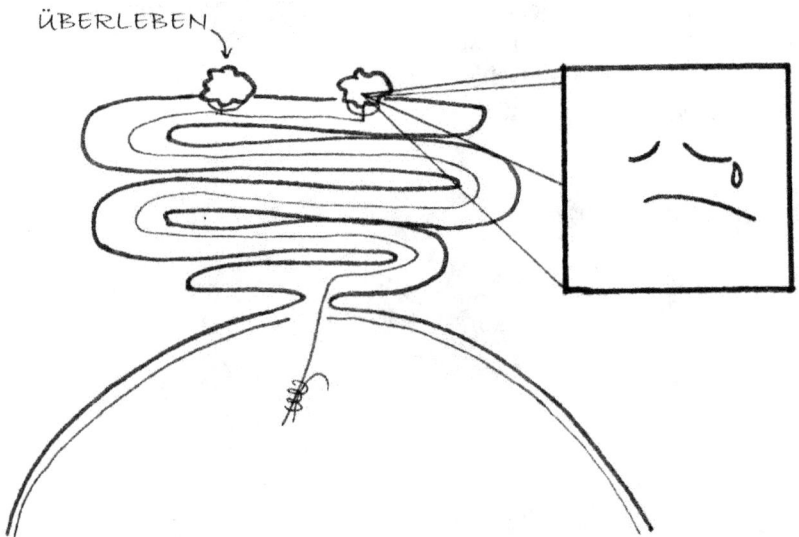

Bild 3.3: In diesem Beispiel ist eine Stimme in ein Ribosom eingebettet, die sich emotional „traurig" anfühlt und diese ist über eine mRNA-Schnur mit einem anderen Ribosom verbunden, das ein „Überlebensgefühl" enthält. Dieses bildet eine unlogische Verbindung zwischen den beiden Gefühlen.

Mehr Hintergrund: Größen der subzellulären Strukturen
Um ein Gefühl dafür zu vermitteln, wie klein diese subzellulären Strukturen sind, ein durchschnittliches Ribosom hat einen Durchmesser von etwa 20 nm und eine durchschnittliche menschliche Zelle einen Durchmesser von etwa 30 µm (wobei die Primärzelle bei etwa 50 µm etwas größer ist). In Bezug auf den Umfang bedeutet dies, dass wir nach etwas gesucht haben, das den Umfang eines Taschenbuchs hat, welches irgendwo im Empire State

Building versteckt ist. Offensichtlich war die zufällige Suche nicht zielführend. (1nm = 10^{-9} Meter; 1 μm = 10^{-6} Meter)

Jetzt, da wir herausgefunden hatten, dass die Stimmen in bestimmten ER-Ribosomen in der Primärzelle waren, machten plötzlich viele Dinge Sinn. Wir hatten den pränatalen Trauma-Augenblick geheilt, um die Stimmen loszuwerden, aber das erwies sich als übertrieben - alles, was wir tun mussten, war, die Körperhirnassoziation loszuwerden, nicht das gesamte pränatale Trauma. Die „Stimmen" des Klienten waren an festen Stellen im Raum, weil sie an festen Stellen in dem ER der Primärzelle eingebettet waren. Und es stellte sich heraus, dass der „Rauch" das war, dass manche der Betroffenen als das Innere des Ribosoms empfinden, welches die Stimme enthält. Übrigens, manche Menschen nehmen die Stimmen außerhalb ihres Körpers wahr, während andere sie innerhalb des Körpers hören. Dies hängt davon ab, wie weit das Bewusstsein der Person von dem Zentrum des Nukleus der Primärzelle ausgeweitet wird (der Nukleus fühlt sich an wie der Kopf der Person). Wenn sich ihr Bewusstsein innerhalb des Nukleus zusammenzieht, nimmt die Person die Stimmen außerhalb ihres Kopfes wahr. Wenn ihr Bewusstsein über den Rand des Nukleus hinaus erweitert ist und das ER einschließt, dann fühlen sich die Stimmen an, als wären sie im Kopf.

Wir konnten nun auch sehen, weshalb der Emotionalton der Mutter in den Ribosomen war, aber warum waren die Stimmen dort? Und wie konnte es sein, dass sie wie Stimmen anderer Menschen empfunden werden, mit denen man sich normal unterhalten kann? Im nächsten Kapitel werden wir sehen, wie wir den völlig unerwarteten Grund dafür gefunden haben.

Unsere erste umfassende Behandlung – die „Silent Mind Technique™"

Wie oben beschrieben, war unsere erste Technik zur Ausschaltung der Stimmen schmerzhaft und schwierig, weil durch Heilung pränatale Traumata aufgelöst werden mussten. Schlimmer noch, es konnte jeweils nur eine Stimme entfernt werden. Was wir wirklich wollten, war ein „globaler" (d.h. ein einmaliger) Weg, mit dem alle Stimme auf einmal zum Schweigen gebracht werden können. Aber das war ein schwieriges Unterfangen, weil wir die Ursache für die Stimmen noch nicht kannten.

Im Juni 2004 versammelte sich das gesamte internationale Forschungsteam zum ersten Mal in meinem Haus auf Hornby Island. Es war eine außergewöhnliche Erfahrung für uns alle. Während dieses Zusammentreffens wurden wir darauf aufmerksam, dass ein sehr frühes Entwicklungsereignis bei der Bildung der Urkeimzellen (das sind die Zellen, die später zu Eizellen oder Spermien werden) in Zusammenhang mit dem

„Stimmen hören" stehen könnte. (Siehe Kapitel 5 für Details.) Angenommen, dem wäre so, dann würde dies bedeuteten, dass, wenn eine Person zu diesem Ereignis zurückkehren und es heilen würde, alle Stimmen verschwinden würden. Aber wir tappten im Dunkeln - wir hatten etwas entdeckt, aber noch keine Erklärung dafür gefunden.

In den nächsten zwei Jahren haben wir diese globale Technik weiterentwickelt und dann mit Studenten getestet. Zu unserer Enttäuschung funktionierte sie bei manchen Personen, aber bei anderen nicht. Am Ende nannten wir die Kombination aus Einzel- und Gesamtbehandlung die „Silent Mind Technique™" (SMT). Aber würde sie auch bei schwerstkranken Klienten funktionieren? Eine Antwort darauf erhielten wir 2006 nach einem Workshop in Australien von einer Schülerin, die uns ein Jahr nach ihrer Behandlung ihre Erfahrung mitteilte. Ich gebe ihr Schreiben nachfolgend in seiner Gesamtheit wieder, weil sie darin die Probleme und Leiden veranschaulicht, die durch das Stimmen hören verursacht werden und beschreibt, wie sich das Ergebnis anfühlt.

„Sie wundern sich also über den Prozess der „Silent Mind Technique™"?

„Bevor ich den Prozess abgeschlossen hatte, hatte ich keine Ahnung, wie sehr ich ihn brauchte. Sicherlich konnte ich nicht meditieren, auch wenn mein Leben davon abhängig gewesen wäre und mein inneres Leben war sehr chaotisch, aber waren nicht alle Menschen so? Ich sprach ein wenig mit mir selbst (ok, viel) (ok, die ganze Zeit) und manchmal verschwand mein ganzer Tag irgendwie in einem Strom endloser Gespräche, alles in meinem Kopf, aber es waren klare Gespräche. Sie haben einfach nie aufgehört. Niemals."

„Das Innere meines Verstandes war lauter als meine Universitätsunterkünfte von 1988. Stellen Sie sich etwa dreißig betrunkene Studenten vor, die innerhalb Ihres Verstandes zelten und sich gegenseitig anschreien, während sie einen schlechten Film im Fernsehen anschauen und gleichzeitig die Stereoanlage brüllt. Oh ja, und sie kauen alle laut und mit offenem Mund an ihrer Pizza. Stellen Sie sich vor, Sie versuchen währenddessen zu studieren, zu arbeiten, zu leben, zu lieben, zu erzählen und zu schlafen."

„Willkommen in den ersten sechsunddreißig Jahren meines Lebens."

„Einschlafen war eine Qual. Ich bin eine Schlaflose seit meiner Kindheit. Mein Verstand raste, wand sich hin und her und dachte unfreiwillig bis zum Anschlag. Er würde sich in unzählige Schleifen hineinreden. Ich landete schließlich in einem zerrütteten Halbschlaf und wachte schwer, lustlos und unruhig auf. Es entwickelte sich so, dass ich das Schlafengehen aufschob, es wurde später und später, und dies alles, um den schlaflosen Zustand und die Stimmen zu vermeiden. Ich las buchstäblich Tausende von Büchern, weil dies das Einzige war, was die Stimmen zum Schweigen brachte (ok, Kinder, es ist Zeit für die Geschichte!); ich las, bis ich so müde war, dass ich bei offenem Buch einschlief."

„Die Sache ist die, ich kannte es nicht anderes. Es war schon immer so."

„Ich hatte viele Male versucht zu meditieren, aber ohne Erfolg. Lasst die Gedanken einfach aufsteigen und fallen, sagte der Meditationslehrer. Ja, richtig. Aber meine Gedanken fielen mir nicht weg, niemals. Sie begannen ihren eigenen Kommentar über den Lehrer, die Technik und dann wärmten sie alte Gespräche wieder auf, um neue zu erschaffen, bis der Gedanke kam, Olympische Spiele statt Zen-Stille... „...Jungs, aufgepasst, ich soll angeblich meditieren...", würde ich mental zischeln. Es gäbe Ordnung für etwa zwei Sekunden, dann würden sie wieder anfangen, die widerspenstigen, undisziplinierten Kerle. Ich glaube, ich habe es geschafft, einmal für etwa sieben Sekunden zu meditieren, bevor erneut das Kindergartengespräch begann. Weltrekord. Goldmedaille. Hoo-hoo."

„So war es mein ganzes Leben lang gewesen. Ich dachte, es wäre normal und ich sei nur eine schlechte Meditierende, versuchte es nicht hart genug, konzentrierte mich nicht genug. Da ich nichts anderes wusste, waren die Stimmen nur Hintergrundgeräusche zur Tonspur meines Lebens. Sie haben mir nie bösartige Dinge erzählt oder waren feindselig oder besonders gemein. Sie waren nur... gesprächig. Hilfreich. Fröhlich. Unermüdlich."

„Ich mache Körperarbeit, und jeder in diesem Bereich tätige Therapeut wird Ihnen bestätigen können, präsent zu sein ist ein wichtiger Teil des Heilungsprozesses. Ich hingegen war nur anwesend mit tobenden Stimmen im Kopf, vergleichbar denen lärmender auf einer Non-Stop-Party herumhängender Studenten. So entwickelte ich die Fähigkeit, das Bewusstsein meines Verstandes und meines Körpers zu spalten, so dass mein Verstand zu sich selbst sprechen konnte, während mein Körper mit der Arbeit weitermachte. Ich bin immer noch erstaunt, dass meine Klienten überhaupt irgendwelche Ergebnisse erzielt haben, wenn ich bedenke, dass ich die meiste Zeit nicht präsent war. Mein Körper schien wirklich zu wissen, was er tat (nach zwanzig Jahren Praxis, vermute ich, dass er einige Tricks herausgefunden hatte, mit meinen Problemen umzugehen) und manchmal kam ich am Ende einer Sitzung zu mir und dachte: „Oh, nein, das muss ja schrecklich gewesen sein, ich erinnere mich an nichts mehr", und dennoch bedankte sich so mancher Klient für die beste Sitzung, die er aus seiner Sicht jemals hatte. Stell dir das mal vor!"

„Aber es gab eine Grenze, wie tief ich mit den Menschen gehen konnte, und ich wusste, dass es mehr gab, hatte aber einfach keine Ahnung, wie ich dazu kommen könnte. Eine intensive Heilungssuche führte mich im Januar 2006 zu einem Peak States 1 Workshop. Am achten Tag erreichte ich den Silent Mind Zustand (mit der dringend benötigten Hilfe von der Therapeutin Tal... meine Stimmen waren nicht allzu begeistert von der Idee, ihre Identität zu verlieren und verursachten Chaos, während ich wiederum versuchte, den Prozess auszuführen. Anscheinend hatte ich eine hartnäckige Version dieses Problems.)"

„Der Prozess hat funktioniert."

„Es ist unbeschreiblich und fällt mir deshalb schwer zu vermitteln, wie es war, dort zu liegen, während mein Verstand in einer wunderschönen kathedralenähnlichen Stille nachhallte. Zum ersten Mal in meinem Leben konnte ich die strahlende Leere des Friedens hören. Ich weinte. Sie sind weg. Sie sind weg. Ich weinte weiter."

„Ich wollte es zuerst nicht glauben, es könnte ja auch ein grausamer Trick gewesen sein, aber an welchen Ecken meines Verstandes ich auch suchte, es gab keine Stimmen mehr. Die tosenden, Party feiernden Studenten waren aus meinem Kopf vertrieben. Alles, was übrig blieb, waren ein paar leere Pizzakartons. Ich ging verwundert umher und lauschte der Stille draußen, die Blätter flüsterten miteinander, so deutlich, so klar. Ich dachte, wenn ich lange genug zuhöre, könnte ich den Mond hören."

„Ich habe nicht aufgehört zu lächeln und das Ganze war vor einem Jahr. Die Qualität meines Lebens hat sich völlig verändert. Ich bin nicht wiederzuerkennen."

„Ich habe einen 10-tägigen Vipassana-Meditationskurs besucht und wunderbar meditiert. Meine Yogapraxis hat sich vertieft. Meine Heilungsarbeit hat sich grundlegend verändert; ich habe nicht nur einige der gesamten Heilungs- und EFT-Techniken integriert, sondern auch das Niveau der Präsenz, die ich jetzt in jede Sitzung bringe, ist solide und still. Klienten erzielen Ergebnisse, von denen ich vor einem Jahr nicht einmal träumen konnte. Ich erziele Ergebnisse in meiner eigenen Heilung, die zuvor unmöglich waren."

„Ich schlafe. Ach du meine Güte, wie herrlich ist es, das zu sagen und zu können. „Ich schlafe". Meine Beziehungen haben sich zum Besseren verändert, auch zu meiner Familie. Ich bin die ganze

Zeit ruhig und die manische Stimmung, die mir in jeder wachen Minute eingeheizt hat, hat nachgelassen. Es ist viel einfacher, in der Gegenwart zu sein, ich bin geistig gesund, ja, ich denke, ich bin geistig gesund. Vernünftig?" „Ich liebe die Stille. Ich bete die Ruhe an. Ich schätze die Stille. Ich schaue weder Fernsehen noch höre ich Radio, CDs. Ich will diese schöne, gesegnete Stille nicht brechen. Manchmal liege ich unter einem Baum und höre in konzentrischen Kreisen nach außen, um zu sehen, wie weit ich hören kann. Während ich das schreibe, ist der einzige Kommentar, den ich höre, der brummende Kühlschrank. Keine Stimmen."

„Diese Veränderung hat jeden einzelnen Aspekt meines Lebens positiv beeinflusst. Ich war in einer Zwangsjacke, im Gefängnis und sah durch ein Fenster in die Freiheit, ohne sie zu berühren. Jetzt laufe ich in dieser Freiheit herum und kneife mich immer noch selbst, um zu überprüfen, ob sie echt ist. Jeden Tag bin ich Grant und Tal sowie dem gesamten Peakstates Team und allen dankbar, die zu diesem Wissen beigetragen haben, denen, die alles geopfert haben, um uns diese Ebene der Heilung zu bringen."

„Danke für das kostbare Geschenk der Stille."

(Name vorenthalten)
Februar, 2007

Der Versuch, dies in das Gesundheitssystem einzuführen

Immer wieder tätigen meine Kollegen und ich eine Vielzahl von Anrufen und Besuchen bei Organisationen und Forschern auf dem Gebiet der Schizophrenie mit der Absicht, unsere Ergebnisse mit ihnen zu diskutieren. Aber sie sind einfach nicht daran interessiert. Es fällt mir immer noch schwer nachzuvollziehen, wie sie sich so verhalten können. In meinen Augen sollten diese Menschen doch ständig auf der Suche nach jeder Art von neuen Behandlungsmethoden sein, sie könnten ja vielleicht funktionieren. Schließlich haben wir versucht, diese Information kostenlos zu verbreiten, um zumindest einem Teil der Betroffenen (ca. 1% der Weltbevölkerung) zu helfen, die so schrecklich unter dieser Krankheit leidet. Da ich aus dem Bereich der Elektrotechnik komme, wo jeder nach einer Möglichkeit sucht, einen besseren Job zu leisten, kann ich diese Reaktion einfach nicht verstehen.

Wir bieten zwar einen psychologischen, nicht medikamentösen Ansatz für die Arbeit mit dem Stimmenaspekt der Krankheit an, aber meiner Meinung nach ist das ein Vorteil, kein Nachteil - schließlich gibt es keine Nebenwirkungen von Medikamenten. Ein weiterer großer Vorteil ist, dass die Veränderungen dauerhaft sind, im Gegensatz zur Wirkung der heutigen

Medikamente. Es gibt noch andere Vorteile - sobald die Menschen herausfinden, dass dieser Ansatz funktioniert, werden andere kluge Menschen noch bessere Wege dafür finden. Und Trauma-Therapeuten können dieses Vorgehen in ihrer Praxis mit nur minimalem Schulungsaufwand anwenden. Was ich damals nicht verstand, war, wie radikal sich die Paradigmen der Psychologie und Medizin von denen der Technik unterscheiden. Sie gehen davon aus, dass die einzig mögliche Lösung für schwere psychische Störungen Medikamente sind, weil psychoimmunologische Techniken nur eine Phantasie sind (oder bestenfalls einen geringen Stressabbau ermöglichen).

Mehr Hintergrund: Medikamentöse Behandlung der Schizophrenie
Als Laie, der sich noch nie mit dem Thema beschäftigt hat, gehen Sie üblicherweise davon aus, dass die Pharmaindustrie zuverlässige Therapien gegen Schizophrenie entwickelt hat und die betroffenen Patienten nur „ihre Medikamente nehmen" müssen. Leider ist das nicht der Fall. Psychiater teilen die Symptome der Schizophrenie in vier Kategorien ein: positiv (wie die Stimmen), negativ (wie die Trägheit), kognitiv und Stimmungsschwankung. Antipsychotika zeigen - wenn überhaupt - nur Wirkung bei positiven Symptomen und verursachen häufig ernste Nebenwirkungen. Viele Studien zur antipsychotischen Therapie der Schizophrenie untersuchen die Anzahl der Patienten, die die Einnahme der Medikamente einstellen, weil sie nicht wirken oder unerträgliche Nebenwirkungen verursachen - und diese Zahl ist beträchtlich. Selbst wenn sie die Medikamente einnehmen, können bis zu 20% der Betroffenen Rückfälle erleiden. Die Schließung von psychiatrischen Kliniken in den 70er Jahren war eine Möglichkeit, Geld zu sparen, sie wurden allerdings nicht geschlossen, weil es eine Lösung für die Krankheit gab, sondern aus anderen Gründen. Das Buch „*Surviving Schizophrenia*" von Dr. E. Fuller Torrey ist eine ausgezeichnete Quelle für aktuelle und historische Ansichten und Besonderheiten zu dieser Krankheit.

Ich werde für dieses Verhalten ein Beispiel schildern. Im Jahr 2007 trafen wir uns mit der Leitung unseres örtlichen Gesundheitsamtes, welches mit Schizophrenen arbeitete. John Heinegg und ich haben vorgeschlagen, zwei Freiwillige mit der Diagnose Schizophrenie mit unserem nicht-invasiven, psychologischen Vorgehen zu behandeln. Wir würden einen Mitarbeiter ihres Amtes die Behandlung beaufsichtigen und die aufgetretenen Verbesserungen testen lassen. Wenn unser Methode funktionieren würde, würden wir an die Zentrale schreiben, um deren Interesse zu wecken, unseren

Therapieansatz im Rahmen einer strengeren kontrollierten Studie zu überprüfen. Sie fanden den Vorschlag vernünftig und so machten wir mit dem Test weiter. Es funktionierte einigermaßen - dieser frühe Prozess befreite allerdings nur von Stimmen - also haben wir unser Vorgehen mit ihrer Unterstützung dokumentiert und weitergeleitet. Über die Antwort war ich erstaunt. Der für Pilotstudien zuständige Psychologe weigerte sich, unseren Vorschlag überhaupt in Betracht zu ziehen, weil er die Auffassung vertrat, jeder nichtmedikamentöse Ansatz sei absolut unethisch, weil Schizophrenie eine kontinuierliche medikamentöse Behandlung erfordere.

In ähnlicher Weise hat auch die „Schizophrenia Society of Canada" im Jahr 2007 abgelehnt und dies wie folgt begründet: „Nach Auffassung der SSC ist Schizophrenie eine psychische Erkrankung, die genetische und ökologische Faktoren mit sich bringt. Darüber hinaus ist die Position der SSC die, dass Schizophrenie mit verschiedenen Methoden behandelt werden kann, Medikamente allerdings „der wichtigste Eckpfeiler" sind.

Bis heute (2017) war keine Gesundheitsorganisation oder akademische Institution in Nordamerika bereit, unseren Ansatz überhaupt in Betracht zu ziehen. Erstaunlicherweise schließt diese Ablehnung auch Fakultätsmitglieder ein, die unsere Technik erfolgreich bei sich selbst angewendet haben. In der EU dazu haben wir zumindest ein gewisses Interesse vorgefunden, letztlich ist aber auch dort bis heute nichts daraus geworden.

Die schottische Schizophrenie-Klinik

Im Frühjahr 2008 beschlossen einige meiner Schüler, die Behandlung der Schizophrenie weiterzuentwickeln. Diese fünf sehr enthusiastischen Freiwilligen (die beruflich ganz unterschiedliche Hintergründe hatten) wollten die von mir entwickelten Techniken anwenden und eine Klinik eröffnen, um Schizophrenie-Patienten in Schottland zu helfen. Ich bin zu ihnen nach Schottlang geflogen und habe drei Monate lang bei ihnen unterrichtet und an dem Projekt gearbeitet.

Obwohl wir einigen unserer Klienten helfen konnten, waren die Ergebnisse für uns alle im Allgemeinen noch unbefriedigend. Wir hatten eindeutige Erfolge nur bei ca. 10 Klienten, während bei den anderen nur Verbesserungen zu verzeichnen waren. Die Technik, die bei meinem Vater so gut funktioniert hatte, hat bei diesen Klienten, wenn überhaupt, nur am Rande funktioniert. Dies war ein sehr schmerzhaftes Beispiel für die Herausforderungen der Forschung und Entwicklung in einem neuen Bereich - Projektionen und Zeitpläne können mit Faktoren in Konflikt geraten, die sich jeglicher Kontrolle entziehen. Ich hatte gute Erfolge bei kleinen Tests gehabt, aber als wir zu einer größeren Gruppe von sehr kranken Personen wechselten, erfüllte sich die von uns erhoffte Erfolgsrate nicht.

Ich verbrachte einen Großteil dieser Monate damit, mein Verständnis der Krankheit zu verbessern. Die Herausforderung war, dass wir für die Stimmen nur ein ribosomales ER und ein pränatales Trauma-Modell verwendeten. Wir hatten nicht wirklich eine Ahnung von ihrer eigentlichen Ursache; alles, was wir wirklich hatten, war nur eine langsame, schwierige Methode, sie loszuwerden. Doch gegen Ende meines Aufenthalts hatte ich sehr, sehr viel Glück. Während einer Sitzung bekam die Testperson plötzlich eine völlig neue Stimme - und konnte beobachten, was geschah. Sie sah in ihrer Primärzelle ein oktopusartiges Ding, das ein Tentakel in ein Ribosom steckte, und plötzlich konnte sie eine neue Stimme hören. Dies war ein Heureka-Moment für mich, da ich diesen Organismus schon einmal gesehen hatte und diese Beobachtung sollte schließlich dabei helfen, die Herausforderung zu lösen, wie wir im nächsten Kapitel sehen werden.

Da wir uns durch diese Misserfolge ziemlich entmutigt fühlten, gingen wir leider bald darauf getrennte Wege.

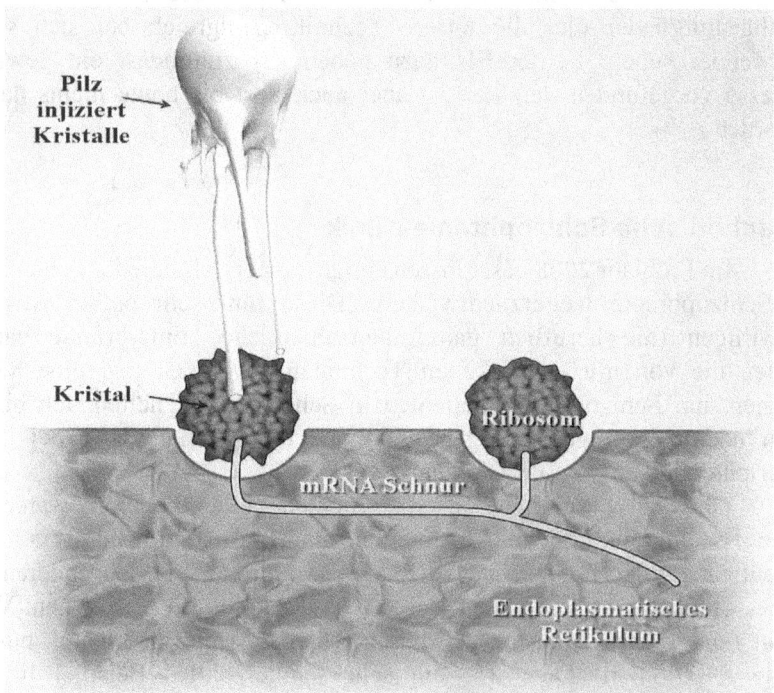

Bild 3.4: Ein Borgpilz, der Kristalle in ein Ribosom im Endoplasmatischen Retikulum injiziert (nicht maßstabsgerecht). Das ist der Ursprung einer „Stimme".

Meditation und der Bewusstseinszustand „Listening to Silence" (Hören der Stille)

Im vorigen Kapitel erwähnte ich, dass meine Beschäftigung mit dem Thema Schizophrenie von der Idee getragen wurde, das Erreichen der Stille des Verstandes auf eine andere Weise als durch Meditation könne auch ein Weg sein, höhere Bewusstseinszustände zu erreichen. Dies und eine Untersuchung des Channelns führte schließlich zu der „Silent Mind Technique™".

Es stellte sich aber heraus, dass ich im Zusammenhang mit der Meditation ein vollständig anderes Phänomen übersehen hatte. (Im Nachhinein war das wahrscheinlich eine gute Sache, sonst hätte ich nie schizophrene Stimmen untersucht.) Unsere Arbeit war wie eine Reise um die Welt vor Jahrhunderten, um unbekannte Ecken zu erkunden. Um meine Projekte voranzubringen, beschäftigte ich mich immer wieder mit Meditation und der Suche nach neuen pränatalen Entwicklungsereignissen, tauschte mich mit Gleichgesinnten in diesem Umfeld aus und machte so ziemlich alles, was mir dazu einfiel. Und üblicherweise löst so ein Vorgehen etwas Neues aus, manchmal sofort, manchmal erst später. Dies war ein Beispiel für den „etwas späteren" Fall. Ich hielt mich irgendwann im Jahr 2004 außerhalb meines Hauses auf, als ich plötzlich von der tiefsten inneren Ruhe und Stille erfüllt war, die ich je empfunden hatte. Das dauerte Tage, dann verblasste es allmählich. Ich fühlte mich, als wäre ich nach innen gerichtet, irgendwie „zuhörend" auf die tiefste, die allertiefste Stille, die möglich ist. Aus diesem Grund nannte ich diesen Bewusstseinszustand „Listening to Silence" (Hören der Stille).

Das könnte eine Menge über Meditationspraktiken erklären. Dieser Bewusstseinszustand schließt jede Art von innerem Lärm in einer Person aus, aber wenn man aufhört zu meditieren, geht der Zustand wieder verloren und der Verstand beginnt wieder zu denken. Ein bisschen wie eine Menge Drogen - wenn Sie aufhören, sie zu nehmen, kehren die Symptome zurück. Als Technik zur Heilung von Schizophrenie wäre es nur eine vorübergehende Lösung, solange man diesen Bewusstseinszustand nicht dauerhaft verankern könnte.

Nun, das hatte meine Aufmerksamkeit erregt, aber es war erst 2009 oder so, dass ich dies bei meinen Mitarbeitern wiederholen und verstehen konnte, was genau diesen Bewusstseinszustand ausgelöst hatte. Um den nächsten Schritt zu erklären, werde ich eine wichtige Entdeckung erklären, die Dr. Pellicer 2005 gemacht hatte. Sie bemerkte, dass, wenn man eine Person befragt, wo genau sie sich in ihrem Körper befindet, verschiedene Personen auf unterschiedliche Bereiche oder sogar auf mehr als einen Bereich zeigen. (Wir lassen sie tatsächlich ihren Finger nehmen, über ihren Kopf zeigen und dann langsam ihren Finger nach unten bewegen, bis sie auf „sich selber" zeigen). Das war unglaublich spannend, denn es erlaubte uns, das Bewusstsein mit einem kinästhetischen Prozess zu definieren! Wir nannten dies schließlich das Bewusstseinszentrum (CoA). (Später entdeckten wir, dass das CoA eine physische Substanz war, die sich innerhalb der Primärzelle befindet; bewusste Wahrnehmung ist eine Eigenschaft dieser Substanz.) Wenn eine Person in der Lage war, ihr CoA in den Solarplexus zu bewegen und sich dort in einen Punkt einzuhaken, der sich wie ein Ankerpunkt anfühlt, würde sie in diesen Bewusstseinszustand kommen. Für einige war es schwieriger als für andere und der häufigste Grund dafür war, dass ihr CoA in einen linken und rechten Teil gespalten war. Sie mussten mit beiden in die Ankerpunkte gelangen. Das Prinzip war aber das gleiche. Die eigentliche Herausforderung war jedoch, dass keiner meiner Testpersonen diesen Zustand stabil bewahren konnte. Schon bald würde sich ihr CoA vom Solarplexus wieder entfernen und sie würden den Bewusstseinszustand verlieren. Diese Instabilität erklärt auch, warum Meditierende weiter meditieren müssen, um ihren Zustand zu behalten. (Erst 2017 begannen wir zu begreifen, warum der Zustand instabil war, und es geht dabei um zwei sehr frühe, sehr komplexe Entwicklungsereignisse, die außerhalb des Rahmens dieses Buches liegen.) Schlimmer noch, ohne das Konzept eines kinästhetisch identifizierbaren CoA können Meditationslehrer ihren Schülern nicht genau erklären, was sie tun sollen, um diesen Zustand zu erreichen, so dass selbst der momentane Erfolg sehr stark beeinträchtigt wird.

Ich habe diese faszinierende Entdeckung aufgenommen, weil ich denke, dass Sie, wie ich selbst, verstehen müssen, wie der meditative Ansatz und der Ansatz der „Stimmen" voneinander unabhängig sind. Manchmal kann Meditation einem Menschen vorübergehend einen ruhigen Verstand geben - aber wie wir in einem späteren Kapitel sehen werden, umgeht dieses nur ein großes Problem der Pilzerkrankung.

Schlüsselpunkte

- Eine einzige „Primärzelle" legt das Muster für alle Zellen im Körper fest. Das Bewusstsein eines Menschen befindet sich in dieser Zelle.
- Die Symptome der Menschen sind eine Überlagerung von Empfindungen aus ihrem Körper (unsere normale Erfahrung) mit Gefühlen aus dem Inneren der Primärzelle.
- Unlogische Körperhirnassoziationen zwischen verschiedenen Empfindungen und Emotionen werden durch Ribosome verursacht, die in die Membran des Endoplasmatischen Retikulums (ER) eingebettet sind.
- Hintergrundgedanken und „Stimmen" finden sich in den Ribosomen, die in dem ER eingebettet sind. Wir nennen sie „Ribosomalstimmen".

- Die „Silent Mind Technique™" ist eine Ansammlung von Prozessen zur Beseitigung der „Ribosomalstimmen" und anderer damit in Zusammenhang stehender Themen.
- Die meisten Gesundheitssysteme haben eine institutionelle Ausrichtung für fortdauernde medikamentöse Behandlungen und wenden sich gegen die Anwendung von psychologischen Techniken bei Schizophrenie.
- Das Konzept des „Bewusstseinszentrum (CoA)" nutzt Körperempfindungen, um das Bewusstsein zu definieren, indem es seinen physischen Ort in einer Person findet.
- Der Bewusstseinszustand „Listening to Silence" ist durch eine tiefe Stille im Inneren des Menschen gekennzeichnet. Sie tritt auf, wenn sein CoA im Solarplexus verankert ist.

Empfohlene Literatur

Über Schizophrenie:
- *Surviving Schizophrenia: A Family Manual*, 6th edition (2013) Von E. Fuller Torrey M.D. Das beste Buch, das wir zu diesem Thema kennen. Ein Muss für Betroffene und deren Familien.
- *Case Study: Eliminating Schizophrenic 'Voices' by Healing Prenatal Trauma* (Aug. 2007), von Grant McFetridge Ph.D, *Positive Health (PH) Magazine*, Issue 138.
- *Psychological Disorders: Schizophrenia* (2007) von Heather Barnett Veague, Ph.D.

Über die Primärzelle:
- *Peak States of Consciousness*, Vol. 2 (2008) von Grant McFetridge Ph.D. und Wes Geitz.
- *Subcellular Psychobiology Diagnosis Handbook* (2014) von Grant McFetridge Ph.D.

Über das „Bewusstseinszentrum" (CoA):
- *The Basic Whole-Healing Healing Manual* (2004) von Grant McFetridge Ph.D. und Mary Pellicer MD. Dieses Buch beschreibt kurz die CoA-Technik und die pränatalen Traumata, die Stimmen auslösen.
- *Peak States of Consciousness*, Vol. 2 (2008) von Grant McFetridge Ph.D. und Wes Gietz. Siehe Kapitel 5 für eine weiterführende Diskussion der CoA-Phänomene.

Über epigenetische Schäden der Generationen:

- *The Ghost in your Genes* (Video, 2005) von the British Broadcasting Corporation. Dieser Film erklärt Dr. Pembreys Entdeckung epigenetischer Generationsschäden durch Informationen von Familien in einer abgelegenen Stadt in Schweden.
- "Transgenerational epigenetic inheritance: how important is it?" (March 2013), *Nature Review Genetics*, 14, 228-235, von Ueli Grossniklaus, William G. Kelly, Anne C. Ferguson-Smith, Marcus Pembrey und Susan Lindquist.

Kapitel 4

Der Pilz-Ursprung der Ribosomalstimmen

Im letzten Kapitel sahen wir den eindeutigen Beweis - eine neue Stimme war in einem Klienten erschienen, als ein Pilz im Zytoplasma einen seiner Fäden in ein ER-Ribosom steckte. In diesem Kapitel schauen wir uns nun diesen Pilz genauer an und wie er indirekt Stimmen generiert. Wir werden sehen, wie die Stimmen erscheinen und wohin sie verschwinden, wenn das betreffende pränatale Trauma geheilt ist. Wir werden auch sehen, warum Sie ein Gespräch mit diesen körperlosen Ribosomalstimmen führen können, so als ob Sie mit einer echten Person sprechen würden.

Wir werden auch einige der seltsamen, meist vernachlässigten Beobachtungen beleuchten, die im Laufe der Jahre über Schizophrenie gemacht wurden und jetzt plötzlich Sinn machen: Stimmen von Menschen, die von Geburt an taub sind; Stimmen, die in Fremdsprachen sprechen; und isolierte Bevölkerungsgruppen, die keine Schizophrenie kennen, solange sie keinen Kontakt mit dem Westen haben.

Die Auswirkungen dieser pandemischen Pilzerkrankung auf die psychisch kranke Bevölkerung sind noch gravierender. Am beunruhigsten ist, dass dieser subzelluläre Pilzparasit die Fähigkeit hat, den mentalen Zustand und das Verhalten seines Wirtes zu manipulieren. Er beeinflusst das alltägliche Verhalten, insbesondere in den Bereichen Beziehungen und einige körperliche Krankheiten oder Symptome.

Diese weit verbreitete Pilzerkrankung ist auch die direkte Ursache für gesellschaftliche Probleme unserer Spezies. Es ist die Quelle von Rassismus, interkulturellen Konflikten, Kriegen und dysfunktionalen kulturellen Normen und Verhaltensweisen. Die Eliminierung dieses Organismus, vielleicht durch die Suche nach einem Medikament oder einem Impfstoff, um die Menschen dagegen zu immunisieren, würde unsere Welt dramatisch verändern.

Widerstand gegen das Erreichen von Spitzenbewusstseinszuständen

Ich werde ein wenig ausholen, um über eine andere Untersuchung zu berichten, die wir damals durchgeführt hatten und die nichts mit Stimmen zu tun hatte.

Ich begann im Jahr 2004 über das, was wir bisher entdeckt hatten, zu unterrichten. Nach der Veröffentlichung meines ersten Buches im Jahr 2004 über Spitzenbewusstseinszustände begann ich zu unterrichten, was wir bisher entdeckt hatten. Mein Team und ich hatten einige experimentelle Techniken entwickelt, die bei den Menschen verschiedene Spitzenbewusstseinszustände auslösen konnten und so begannen wir, diese an freiwilligen Studenten zu testen. Viele dieser begeisterten Männer und Frauen nutzten unsere Technik, um das wunderbare neue Gefühl des angestrebten Spitzenbewusstseinszustandes zu erreichen. Aber dann stellten wir etwas fest, das uns völlig verblüffte. Unmittelbar nach der Behandlung war ihre Begeisterung schlagartig wieder verschwunden und sie hatten kein Interesse mehr daran, einen zweiten wunderbaren Spitzenbewusstseinszustand zu erreichen. Das machte absolut keinen Sinn, weil sie zu diesem Zeitpunkt aus eigener Erfahrung wussten, dass diese Prozesse funktionierten. Wir hatten viele Theorien, um dieses Verhalten zu erklären, aber keine passte wirklich.

Es war im Herbst 2004 in Portland, Oregon, als ich einen ersten Hinweis auf die Lösung bekam. Als ich mit einem dieser „plötzlich apathischen" Studenten plauderte, bemerkte ich folgendes: Allein der Gedanke, einen neuen Spitzenbewusstseinszustand zu erreichen, löste bei uns beiden das Gefühl aus, dass uns plötzlich eine Last auferlegt wurde, vergleichbar dem Tragen eines schweren Rucksacks. In meinem Fall war dieses Gefühl schon seit Jahren da und ich hatte es einfach ignoriert. Aber bei meinem Schüler war es der Grund für das abrupte Abklingen seiner natürlichen Begeisterung. Glücklicherweise konnte ich die Ursache sofort aufspüren. Während wir darüber nachdachten, neue Spitzenbewusstseinszustände zu erreichen, hatten wir beide das Gefühl, dass negative, schmerzhafte Emotionen von außerhalb durch den Bauchnabel in unseren Körper eindrangen. Sobald mein Gesprächspartner aufhörte, über einen Spitzenbewusstseinszustand nachzudenken, hörten auch seine schmerzhaften Gefühle und die Schwere auf. Gleichzeitig gingen aber auch seine angeborenen Ziele und sein Enthusiasmus verloren.

Die Sippenblockade

Im Laufe der Zeit fanden wir diesen seltsamen Mechanismus in fast jedem, den wir überprüften. Schlimmer noch, es ging nicht nur darum, Spitzenbewusstseinszustände zu erreichen - er durchdrang das ganze Leben der Menschen. Bedauerlicherweise durchdringt er ihren Entscheidungsprozess in den verschiedensten Bereichen. Wenn beispielsweise eine Person etwas tun wollte, was ihre Familie, Gemeinschaft oder ihr Land nicht billigte, würde sie von schmerzhaften Emotionen eingeholt werden, die sie dazu bringen, wieder in ihre sozial anerkannte Rolle zurückzukehren. Wenn jemand aus dem Nabel „sah", dann sah oder fühlte er meistens Menschen, die er kannte oder er hatte ein Gefühl von vielen Menschen, die alle eine starke Emotion auf ihn ausübten. Einige konnten stattdessen Objekte, Farben oder Muster sehen. Die Gefühle, die in den Nabel strömen, können vielfältig sein, von bösartig bis nett. Es ist, als würde man jemandem zusehen, wie er konditioniert wird - Schmerz, um etwas zu vermeiden, Freude, etwas anderes zu tun. Wir erkannten bald, dass die meisten Menschen gelernt hatten, schon früh in ihrem Leben automatisch zu gehorchen. Sie waren wie gut ausgebildete Pferde - ein kleiner Zug am Zügel hält das Pferd auf der Spur, weg vom üppigen Gras in der Nähe. Wir nannten dieses Phänomen schließlich die „Sippenblockade". „Sippe", weil es sich um Themen aus der Sippe eines Menschen handelt, die von ihrer unmittelbaren Familie über soziale Gruppen bis hin zu ihrer gesamten Nation reichen; und „Blockade", weil es die wahre positive Natur der Menschen mit sozialer Konditionierung blockiert. Im Jahr 2005 entwickelten wir die „Tribal Block Technique™", die es uns ermöglichte, diesen Einfluss je Thema auszuschalten (siehe Anhang E für die Schritte). In umfangreichen Tests in den letzten 17 Jahren haben wir festgestellt, dass fast jeder das Problem der Sippenblockade hat, unabhängig von seinem Herkunftsland oder seiner ethnischen Zugehörigkeit. Dies ist ein artenweites Problem, das sich nicht nur auf wenige Menschen beschränkt.

Beispiel – hochfunktionelle Menschen
Dieses Problem macht sich besonders bei gut funktionierenden Menschen bemerkbar, die im Allgemeinen produktiv, ruhig und zufrieden mit ihrem Leben sind. Wenn Menschen wie diese zur Therapie kommen, haben sie meist nur ein Problem - sie wollen etwas tun, meist altruistisch, wobei die Sippenblockade dagegen ist. Dadurch fühlen sie sich belastet, kämpferisch und verwirrt. Glücklicherweise ist dies mit der „Tribal Block Technique™", leicht zu beseitigen.

Aber warum gibt es dieses Problem überhaupt?
Damals hatten wir uns bereits an die Idee gewöhnt, in der Primärzelle nach biologischen Ursachen für psychische Probleme zu suchen. Und tatsächlich war die Ursache der Sippenblockade in der Zelle zu finden. Wir verfolgten dieses Verhalten und wurden schließlich zu einer Pilzart geführt,

die einem Tintenfisch sehr ähnlich sieht. In fast jedem Menschen schwimmen viele von dieser Art im Zytoplasma und sind an der Außenseite der Zellmembran befestigt. Biologisch sendet er Gefühle in den Körper einer Person, indem er einen seiner Fäden in ein biographisches Trauma-Ribosom einführt, um das darin gespeicherte Gefühl zu stimulieren (siehe Abbildung unten). Es ist ein bisschen so, als würde man ein Seil ziehen, um eine Glocke zu läuten. Wegen seiner Fähigkeit, die Handlungen der Menschen zu kontrollieren, nannten wir ihn den „Borgpilz" (wie in der Science-Fiction-Show Star Trek mit seinem „Borg-Kollektiv", das versucht, ganze Arten zu assimilieren und zu kontrollieren).

Da der Einfluss dieses Pilzparasiten im täglichen Leben so allgegenwärtig und noch unerkannt ist, kann man sich praktisch jedes Thema aussuchen, über das eine Person nachdenken möchte und die Sippenblockade-Technik darauf anwenden. Dies zeigt den Menschen schnell sowohl die Existenz dieser Parasiteninfektion als auch deren starken kontrollierenden Einfluss auf ihr Leben. Und das hat den zusätzlichen Bonus, dass interessierte Leser leicht selbst herausfinden können, ob das, was wir gesagt haben, wirklich wahr ist oder nicht.

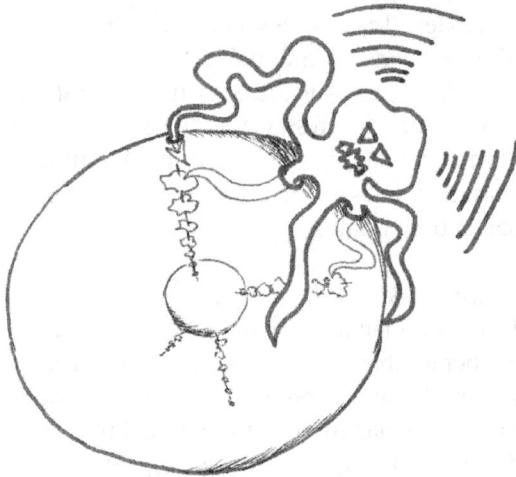

Bild 4.1: Der Borgpilz stimuliert das Trauma in der Primärzelle. In diesem Beispiel ist ein Organismus an der Außenseite der Zelle (nicht maßstabgerecht) mit Tentakeln dargestellt, die die Zellmembran durchdringen und sich fast bis zum Nukleus erstrecken. (Es gibt auch viele Borgs, die vollständig in der Zelle leben.)

Mehr Hintergrund: Wirtsmanipulation durch Parasiten
Als wir entdeckten, dass ein Pilzparasit menschliche Emotionen und Verhaltensweisen beeinflussen und sogar kontrollieren kann, waren wir schockiert. Schlimmer noch, wir glaubten, dass dieser Befund niemals akzeptiert werden würde und unsere Arbeit diskreditiert oder ignoriert würde. Aber die Welt ändert sich. In den Jahren seit unserer Entdeckung hat sich die Tatsache, dass Parasiten das Verhalten anderer Arten kontrollieren können, in der Parasitologie durchgesetzt und wurde der Öffentlichkeit bekannt gemacht. Filme von Ameisen, die von Pilzen kontrolliert werden, Bakterien die bewirken, dass die Mäuse von Katzen angezogen werden, die Liste geht weiter und weiter.

Beim Menschen wird die Tatsache akzeptiert, dass Darmbakterien oder der Candida-Pilz unsere Essgewohnheiten beeinflussen können. Bis zu der Erkenntnis, dass es wahrscheinlich noch andere Krankheiten gibt, die Menschen psychoaktiv beeinflussen können, ist es nur noch ein kleiner Schritt; wenngleich der Umstand, dass möglicherweise subzelluläre Krankheiten dieses Verhalten potenziell verursachen könnten, immer noch eine große Hürde ist.

Kulturelle Normen und interkulturelle Konflikte

Und dann fanden wir heraus, dass dieser „Borg"-Pilz eine noch schlimmere Auswirkung hat.

Diese parasitären Organismen sind sich bewusst und haben eine Agenda, in der es nicht darum geht, ihrem Wirt behilflich zu sein. Während wir experimentierten, kamen wir zu der Erkenntnis, dass diese Pilzorganismen einen gemeinsamen „Gruppenverstand" haben. Sie ähneln eher Zellen in einem verteilten „Körper" als einzelnen Lebewesen. Ihr Körper besteht aus den Pilzzellen aller Menschen, die mit diesem Erreger infiziert sind. Und ihr Bewusstsein ist völlig nicht-menschlich; sie sehen die Menschen als einfachen Lebensraum an, ein bisschen wie Sie vielleicht einen Haufen billiger Wohnmobile ansehen würden. Aus menschlicher Sicht ist dieser Pilz wie ein Psychopath, ohne Rücksicht auf das Leiden oder den Tod seines Wirts.

Erinnern Sie sich an die Wahrnehmung der Emotionen, die von außen in den Nabel kommen? Dies geschieht, weil eine der Pilzzellen im subzellulären Äquivalent des Nabels angebracht ist und sich ein wenig wie eine Plazenta verhält. Und dieser Pilzparasit vermittelt einem Menschen die unbewussten Vorstellungen seiner Kultur. Da wir ein internationales

Forschungsteam hatten, stellten wir bald fest, dass Menschen aus verschiedenen Kulturen von verschiedenen Borgpilz-Unterarten infiziert waren. Die Pilze von Menschen innerhalb einer Kultur teilen alle das gleiche Bewusstsein, während Menschen aus einer anderen Kultur mit einem Pilz infiziert sind, der ein anderes Bewusstsein hat. Und multikulturelle Menschen tragen zwei (oder mehr) Borg-Unterarten in ihrer Primärzelle, zwischen denen sie wechseln können (oder versuchen werden, sie abzulehnen), wenn sie in den verschiedenen Kulturen wären. Zu unserem Schock haben wir entdeckt, dass kulturelle Identität und interkultureller Antagonismus ein Artefakt der Borg-Infektion ist. Unsere Geschichte, durchzogen von blutigen, nationalen und rassistischen Kriegen und Konflikten, ist das direkte Ergebnis der Versuche dieses Pilzes, sein Territorium (in mehr Menschen) auf Kosten anderer für seine eigene Art zu erweitern.

Beispiel - multikulturelle Klienten
Wir haben Klienten erlebt, die ihre Geburtskultur ablehnen, die jeden Versuch, sie wieder zu besuchen, abstoßend und schwierig empfinden. Diese Menschen können oft ihre Geburtskultur spüren, die von irgendwo auf oder in ihrem Körper ausstrahlt. Die Beseitigung der Pilzinfektion löst dieses Problem sofort und der Klient hat ab da kein Problem mehr mit seiner Geburtskultur.

Mehr Hintergrund: Etappen der kulturellen Anpassung
Diese Pilzinfektion erklärt, warum Menschen, die versuchen, sich einer anderen Kultur anzuschließen („kulturelle Anpassung"), in Panik geraten können, sie fühlen sich vom Tod bedroht und haben das Bedürfnis, weglaufen zu müssen. Wenn die Person ausharrt, wird ihre Angst plötzlich aufhören und sie wird plötzlich die unbewussten Regeln ihrer neuen Kultur „kennen". Aus biologischer Sicht ist dies der Moment, in dem sie sich mit einer anderen Borgunterspezies infiziert hat.

Ein erheblicher Prozentsatz der Bevölkerung (vielleicht 20-30%) geht sogar noch weiter. Diese Menschen streben bewusst oder unbewusst eine Vereinigung ihres Bewusstseins mit dem Pilzparasiten an. Dadurch fühlen sie sich (weil sie sich im Kern ihres Wesens machtlos fühlen) mächtig oder sicher oder beides. Diese Menschen neigen dazu, starr in ihrem Denken zu sein (Extremisten jeglicher Couleur) und leben die Pilzparasiten-Perspektive aus, indem sie andere ohne normales menschliches Mitgefühl betrachten.

Im Jahr 2011 hatten wir endlich einen zuverlässigen Weg gefunden, um Menschen mit Hilfe von Regressions- und Generationstrauma-Heilmethoden gegen den Borgpilz immun zu machen (siehe Kapitel 5). Eines der faszinierendsten Ergebnisse zeigte sich für mich auf Reisen durch internationale Flughäfen. Bis zu diesem Zeitpunkt hatte ich immer ein Gefühl, dass Menschen aus anderen Kulturen anders und in einigen Fällen unangenehm sind. Nach der Behandlung waren plötzlich alle gleich, sie trugen nur unterschiedliche Kleidung, Haare oder hatten unterschiedliche Körpererscheinungen. Die Überlagerung der Pilzgegensätzlichkeit mit anderen Spezies war verschwunden.

An diesem Punkt könnten Sie als Leser den Kopf schütteln. Das klingt wirklich wahnwitzig! Aber denken Sie daran, wir hatten dafür ein Jahrzehnt lang Zeit, um uns langsam daran zu gewöhnen, während wir das ausarbeiteten - Sie haben es auf wenigen Seiten eiskalt serviert bekommen. Doch glücklicherweise funktionieren die Techniken, die kinästhetischen Symptome sind leicht zu spüren und so ist deren Kenntnis nützlich, unabhängig davon, ob Sie unsere subzelluläre biologische Erklärung akzeptieren oder nicht.

Übertragung, „Strippen" und „Flüche"

Es stellte sich heraus, dass der Borgpilz ein weiteres weit verbreitetes Problem verursacht.

Als ich in den 80er Jahren in Kalifornien lebte, hörte ich viel von „Strippen" in dem alternativen Heilwesen. Die Idee war, dass Menschen irgendwie unbewusst auf Distanz interagieren und sich gegenseitig Probleme verursachen. Es war eine Art Übertragung und Gegenübertragung, aber nicht durch Sprache oder Körperhaltung. Ich hatte damals einfach die Augen verdreht, denn für mich war dies offensichtlich Unsinn. Noch peinlicher, manche waren aus meiner damaligen Sicht sogar so dumm, von „Flüchen" zu sprechen, als wären sie echt, etwas aus billigen Hollywood-Filmen.

Aber ich lag falsch - diese Phänomene existieren tatsächlich, wenn auch nicht aus den Gründen, die man damals vermutete. Dieses Problem zeigt sich in der dysfunktionalen Art und Weise, wie Menschen in beruflichen und persönlichen Beziehungen interagieren. Und wie fühlt sich dieses Problem an? Wenn eine Person an eine andere Person denkt, identifiziert sie diese für gewöhnlich mit Hilfe eines emotionalen Gefühls ihrer „Persönlichkeit", sei es ein allgemeines, ein negatives oder positives Gefühl. Erinnern Sie sich an meine Geschichte über die Anziehungskraft von wütenden Frauen in Kapitel 2? Diese Frauen handelten nicht nur wütend, wenn ich meine Aufmerksamkeit auf sie richtete, sie fühlten sich auch wütend an. Normalerweise betrachten wir die „Persönlichkeit" eines anderen als eine Art Konstrukt in unserem Kopf, das wir über die andere Person gemacht haben, aber das erweist sich als falsch. Stattdessen ist es eine Echtzeit-Erfahrung der anderen Person aus der Entfernung. Woher wissen wir das? Im nächsten

Kapitel werden wir die Technik beschreiben, die dieses beweist, aber um sie zu verstehen, müssen wir zunächst die faszinierende subzelluläre Biologie des biographischen Traumas (d.h. traumatische Erinnerungen aus physisch oder emotional schmerzhaften Momenten in unserem Leben) verstehen.

Wenn etwas in unserem Leben geschieht, reagieren die Zellen, indem sie bestimmte Proteine herstellen. Um ein Protein herzustellen, wird ein DNA-Gen „ausgedrückt"; es wird vom Nukleolus (einem Bündel von DNA-Strängen, welches ein wenig wie ein Garnknäuel aussieht) abgewickelt und an die innere Oberfläche des Nukleus gebracht. Dort wird die Histon-Protein-Beschichtung auf dem Gen entfernt (wie das Entfernen der Kunststoffisolierung von einem Kupferdraht) und eine mRNA-Kopie angefertigt. Die mRNA kommt aus einer Nukleospore heraus und in das Zytoplasma hinein (wie das Herauswerfen einer Schnur aus einem Bullauge eines Schiffes). Ein Ribosom wird dann an einem Ende befestigt und beginnt die mRNA wie ein altes Computerlochband zu lesen. Während es die Zeichenkette liest, stellt es Schritt für Schritt das gewünschte Protein her. So verläuft das, wenn alles gut vor sich geht.

Wie bei den in einem vorherigen Kapitel beschriebenen Körperhirnassoziationen tritt ein Problem auf, wenn die Beschichtung des Gens defekt ist. Eine mRNA-Kopie wird erstellt, bleibt aber an dieser Beschichtung hängen. Im Gegensatz zu den Körperhirnassoziationen kommt das andere Ende dieser mRNA-Schnur direkt aus der Nukleospore.
Ein Ribosom findet sie und fängt an, die Schnur herunterzulaufen. Aber jetzt knallt das Ribosom in die Nukleusmembran - es kann seine Aufgabe, ein Protein herzustellen, nicht erfüllen. Schlimmer noch, dieser Zustand wird eingefroren. Aber was hat das alles mit einem Trauma zu tun? Ist es nicht im Gehirn gespeichert? Nein! Das festsitzende Ribosom wirkt wie ein Portal durch die Zeit zu diesem vergangenen traumatischen Moment, in welchem der Emotionalton im Histon des Gens gespeichert ist.

Mit anderen Worten verursachen nicht die äußeren Umstände ein biographisches Trauma (wie es logisch erscheint), vielmehr sind äußere Umstände nur der Auslöser für ein Histon-geschädigtes Gen, welches dann eine festsitzende mRNA-Schnur mit einem Ribosom erzeugt, das den Augenblick des Traumas enthält. Das nächste Mal, wenn die Umstände das gleiche Protein anfordern, wird ein weiteres Ribosom an der Schnur hängen, läuft diese herunter, knallt in das erste Ribosom und nun entsteht ein weiterer Trauma-Augenblick (siehe Abbildung 4.2). Dieses erklärt, warum einige Personen nicht von einem Ereignis betroffen sind, das andere zerstören würde – der eine hat ein Gen mit einem normalen Histonbelag, während das Gen der anderen Person defekt ist (vererbt oder beschädigt während der Empfängnis). Im Laufe des Lebens finden wir viele Ribosome auf einer festsitzenden mRNA-Schnur, die jeweils einem traumatischen Gedächtnis entsprechen und alle den gleichen Emotionalton haben. Diese Fäden sammeln sich auf der äußeren Oberfläche des Nukleus an und sehen aus der Ferne aus wie ein Algenwald auf dem Meeresboden.

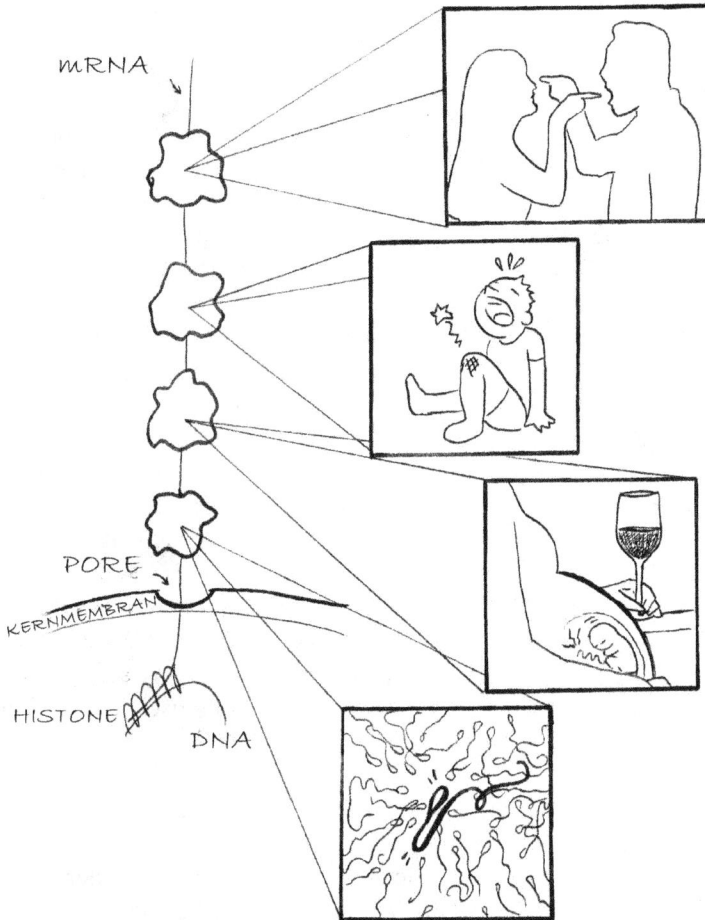

Bild 4.2: Eine festsitzende Ribosom-Schnur mit einem biographisch traumatischen Gedächtnis, das in jedes Ribosom eingebettet ist. Die mRNA-Schnur ist an einem Gen im Nukleus festgeklebt.

Jetzt zurück zu den „Strippen". Wenn wir mit einer anderen Person interagieren, sei es jemand, den wir kennen oder ein Fremder, können wir auch unbewusst durch den Borgpilz interagieren. Denken Sie daran, dass alle diese Pilzorganismen wie ein Superorganismus miteinander verbunden sind. Wenn sich eine Strippe bildet, sehen wir, dass ein Borgpilz-Tentakel (oder wie ein Biologe es nennen würde, eine Pilzhypha) sich an ein biographisches

Trauma-Ribosom anschließt. Der Name „Strippe" kommt von der Wahrnehmung dieses hohlen Tentakels. Das Gefühl in diesem Trauma wird über den Parasiten an einen anderen Parasiten in der Primärzelle der anderen Person weitergeleitet. Dieser Parasit wiederum hat auch ein Tentakel, das mit einem biographischen Trauma-Ribosom verbunden ist. Im Wesentlichen verhalten sich die Trauma-Ribosome wie Handys, der Pilz wie die Mobilfunkmasten. Und das sind nicht nur zufällige Traumata - die Verbindung geschieht zwischen komplementären Traumata. Zum Beispiel ist ein Missbrauchstrauma mit dem Trauma eines Täters verbunden, ein Ablehnungstrauma mit einem ablehnenden Trauma und so weiter.

Diese Biologie hatten wir erstmal nicht verstanden. Vielmehr habe ich etwa 1998 eine Technik entwickelt, die die Persönlichkeit des anderen mit verändern kann. Wir nannten dies die „Distant Personality Release™"-Technik. Erst Jahre später konnten wir beobachten, was diese in der Primärzelle auslöst. Die Technik löst die mRNA-Traumaschnur mit seiner Sammlung von Ribosomen sowohl in der Person auf, die den Prozess macht, als auch in der anderen Person, die davon betroffen ist. Wird die Technik komplett angewendet, wird die gesamte festklebende Genkombination bei beiden Personen freigesetzt. Für die Person, die die Technik anwendet, fühlt es sich an, als würde sich die Persönlichkeit der anderen Person verändern. In Fällen, in denen es viele dieser Pilzverbindungen gibt, kann es eine Reihe von wiederholten Anwendungen erfordern, um alle Traumaketten aufzulösen, jede mit ihrem eigenen Persönlichkeitsgefühl. Am Ende ist es so, als ob die andere Person keine Persönlichkeit mehr hat und aus der Wahrnehmung des Klienten verschwindet. (Dieses Phänomen ist übrigens keine Projektion, sondern wird durch einen ganz anderen biologischen Mechanismus hervorgerufen.)

Mehr Hintergrund: bedingungslose Liebe

Als ich 1997 auf Hawaii lebte, beschloss ich, die bedingungslose Liebe zu erforschen, die in diesen Jahren in der New-Age-Community ein beliebtes Thema war. Ich konzentrierte mich eine Weile darauf, sie zu spüren, aber es entstanden keine besonderen Einsichten. Eines Tages, ich saß gerade draußen und aß einen Fisch-Taco, fuhr ein Auto mit mehreren jungen Menschen vor. Sie rauchten alle, was ich verabscheute, weil meine Eltern, als ich jung war, rauchten. Doch diesmal spürte ich plötzlich eine Welle der Liebe zu ihnen, die mich, wie Sie sich vorstellen können, sehr überrascht hat! Diese Erfahrung habe ich in den Hintergrund gedrängt und habe mit anderen Projekten weitergearbeitet.

Ein oder zwei Jahre später konzentrierte ich mich auf meine damalige Freundin, deren Persönlichkeit sich für mich sehr negativ und wertend anfühlte. Die Erinnerung an diese Raucher kam mir in den Sinn und ich sah plötzlich einen Weg, dieses Gefühl bedingungsloser Liebe zu nutzen, um ihr zu helfen. Ihre Persönlichkeit änderte sich schnell in meiner Wahrnehmung, wurde aber durch ein anderes Gefühl ersetzt, das mir auch nicht gefiel. Zurückblickend lache ich jetzt darüber, aber es dauerte einen weiteren Monat, bis ich bereit war, dieses neue Gefühl, welches ich in ihr fühlte, bedingungslos zu lieben und wieder veränderte sich ihre Persönlichkeit.

Im Laufe der Zeit konnte ich meine intuitiven Aktionen in Schritte umwandeln, die die meisten Menschen ebenfalls recht einfach ausführen können - das wurde die „Distant Personality Release" (DPR) Technik. Das *Basic Whole-Hearted Healing Manual* (2004) geht ausführlich auf diesen Prozess ein (Seiten 75-86), mit den Schritten und Risiken, die wir bei der Anwendung dieser Technik wahrgenommen haben.

Zusammenfassend kann man sagen, dass ein Therapeut eine Strippe einzeln beseitigen kann oder alle auf einmal (zusammen mit allen möglichen zukünftigen Strippen), indem er eine Person gegen den Borgpilz immun macht.

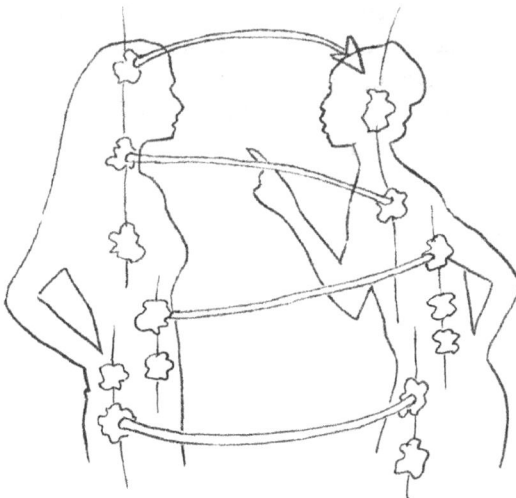

Bild 4.3a: Erfahrungsbezogene „Strippen"-Verbindungen zwischen den ribosomalen Traumaketten zweier Menschen.

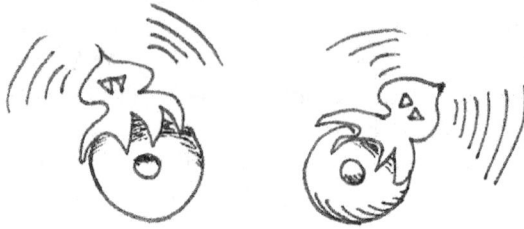

Bild 4.3b: Biologisch gesehen sind die „Strippen" die Tentakel der Borgpilze in der Primärzelle eines jeden Menschen. Borgpilze in verschiedenen Menschen verhalten sich ein wenig wie Handys und stellen eine Borg-zu-Borg-Kommunikationsverbindung her. Dadurch entsteht das Gefühl einer durchgehenden Strippe, die sich zwischen zwei physisch getrennten Personen erstreckt.

Aber wie verhält sich das mit den „Flüchen"? Es stellte sich heraus, dass ein Trauma in der einen Person den Borgpilz im Zytoplasma der anderen Person anstiften kann, etwas zu bilden, das aussieht wie ein schwarzer Obsidian „Splitter" (der an einem Pilz-Tentakel befestigt ist). Dieser Splitter kann bei der anderen Person körperliche Schmerzen verursachen, aber seine größte Wirkung hat er durch seinen Inhalt - er beeinflusst den Körper dieser Person auf eine Weise, welche ihre emotionale oder körperliche Gesundheit beeinträchtigen kann. Dieses Phänomen tritt seltener in Erscheinung und löst sich meist schnell auf, wenn die beiden Personen aufhören zu interagieren. Die Behandlung ist die gleiche wie bei den Strippen.

Jetzt sind wir endlich bereit, zu den Ribosomalstimmen zurückzukehren…

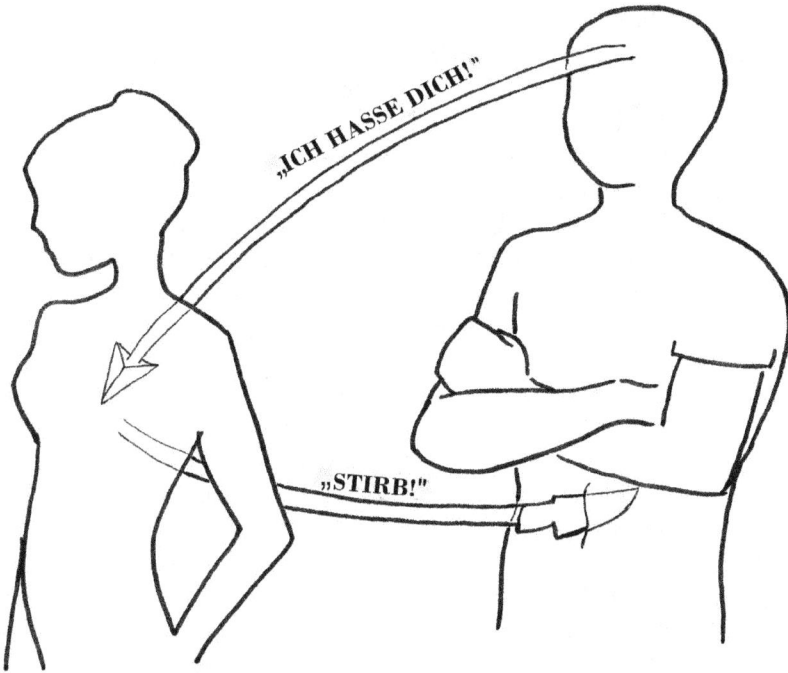

Bild 4.4a: Eine erfahrungsbezogene Skizze eines scharf aussehenden Objekts (der „Fluch"), welches an der „Strippe" befestigt ist, das von einer anderen Person gesendet wird. Die Borgpilze bei verschiedenen Menschen fungieren als Verbindungsmechanismus, der die Illusion einer durchgehenden Strippen-Verbindung durch den Raum zwischen den Menschen vermittelt.

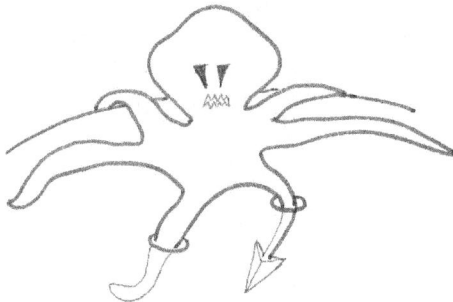

Bild 4.4b: Biologisch gesehen ist der Fluch eine scharfe Struktur im Zytoplasma, die an einem Borgpilz-Tentakel befestigt ist. In diesem Beispiel ist der Borgpilz auf der Außenseite der Zellmembran dargestellt, der Fluch auf dem rechten unteren Tentakel in der Zellmembran.

Der Pilz-Ursprung der Ribosomalstimmen

Im letzten Kapitel sahen wir, dass eine neue ribosomale Stimme in einem Klienten gebildet wird, als ein Filament von einem frei schwebenden Organismus in ein ER (endoplasmatisches Retikulum)-Ribosom eindrang. Und wie Sie vielleicht bemerkt haben, haben wir den Organismus sofort als einen Borgpilz identifiziert, den gleichen, der das Phänomen der Sippenblockade verursacht. Was wir als zwei nicht in Zusammenhang stehende Themen angesehen hatten, wurde durch die gleiche Krankheit verursacht. Das konnten wir schließlich beweisen, als wir eine zuverlässige Technik entwickelt hatten, um Menschen gegen diese Krankheit immun zu machen. Die Behandlung hat den Verstand zum Schweigen gebracht, sie hat auch die Sippenblockade und die kulturellen Probleme des Überbewusstseins beseitigt.

In den darauffolgenden zwei Jahren haben wir uns genauer angesehen, wie dieser Pilz tatsächlich die Ribosomalstimmen erzeugt. Was wir vorfanden, war sehr seltsam. Der Pilz spritzte ein Stück oder vielleicht kleine Stücke von etwas, das wie durchsichtige weiße Kristalle aussah, in das Ribosom (siehe Abbildung 3.4). Diese Kristallteile enthalten die Stimme. Wenn unsere Techniken also ein Ribosom auflösen, das eine Stimme enthält, wird das Ribosom in das Zytoplasma freigesetzt und aufgelöst oder Teile davon werden an Ort und Stelle in der ER-Pore aufgelöst. Die Kristalle im Inneren werden nun entsorgt, durch Auswurf aus der Zelle oder durch Rückführung in den Pilz, wobei wir nicht wissen, welche Vorgehensweise greift.

Stellt dieses parasitäre kristalline Material eine radioähnliche Verbindung zu einer lebenden Person her, die auf einer unbewussten Ebene zur Stimme wird? Oder enthält dieses kristalline Material eine Art Personen-Analog mit all ihren Erinnerungen und Fähigkeiten? Aus ingenieurtechnischer Sicht vermute ich sehr stark das Erstere. Da sich diese Borgparasiten mit vielen Menschen verbinden, ist die radioähnliche Hypothese zwar wahrscheinlicher, aber wir wissen es einfach nicht. Unabhängig davon haben wir Techniken, die funktionieren und diese Frage ist rein akademisch, wenn auch faszinierend. (Wie meine Kollegen zu sagen pflegten, sind solche Fragen der Grund, warum Gott Doktoranden erfunden hat...)

Mehr Hintergrund: Pilz-Gruppenverstand

Übrigens haben wir festgestellt, dass es in der Primärzelle viele völlig unterschiedliche Pilzparasitenarten gibt, die jeweils sehr unterschiedliche Probleme verursachen. Was sie aber alle auszeichnet, ist das Vorhandensein verschiedener Arten von kristallinem Material in ihren Pilzkörpern. In den meisten Fällen verhalten sich diese Kristalle wie Radios. Im Falle des Borgpilzes glauben wir, dass er kristallines Material verwendet, um als ein einziges Bewusstsein mit mehreren Körpern verbunden zu sein. Es ist offensichtlich, dass die Pilzkörper bei verschiedenen Menschen nicht chemisch miteinander kommunizieren können, weil die Kommunikation sofort und über viele Meilen hinweg geschieht. Und es ist unwahrscheinlich, dass dies über elektromagnetische Strahlung geschieht, da die Pilzstrukturen viel zu klein sind. Eine Art Quantenverschränkung über das kristalline Material ist der wahrscheinlichste Mechanismus.

Das erklärt auch die unglaubliche Erkenntnis, dass Menschen, die von Geburt an taub waren, manchmal noch Stimmen „hören" können. Die Betroffenen hören die Stimmen nicht mit den Ohren. Stattdessen „hören" sie die Stimmen in den kristallinen Stückchen über ihr eigenes ER und über die Ribosome. Das Bewusstsein der Menschen ist in der Primärzelle und wir spüren, was in ihr geschieht.

Die Existenz der Ribosomalstimmen erklärt auch, was manche der Betroffenen berichten, dass sie einige ihrer Stimmen in einer Fremdsprache sprechen hören, oft eine, die sie nicht einmal kennen. Wenn man davon ausgeht, dass die Stimme ein Artefakt des Gehirns der Person ist, dann macht das keinen Sinn und muss daher ein Fehler oder eine Art Täuschung sein. Wenn man jedoch erkennt, dass die Stimmen absolut keine Verbindung zu der Person haben, die sie hört, sondern eine Art Verbindung zu anderen Menschen sind, macht das plötzlich Sinn und könnte sogar vorhergesagt werden.

Der andere epidemiologische Befund, der unsere Aussage unterstützt, dass Ribosomalstimmen durch eine Pilzerkrankung verursacht werden, ist etwas, das viele auf diesem Gebiet nicht wissen. Stimmen, wie wir sie heute erleben, sind in isolierten Bevölkerungen, die keinen Kontakt zu Europäern haben, oft völlig unbekannt. Wie Dr. Torrey in seinem Buch *Surviving Schizophrenia* betont, wurden diese Daten in den 50er Jahren in den Lehrbüchern einfach ignoriert, weil sie den damaligen Glauben nicht unterstützten, dass Stimmen auf ein Problem im Gehirn und nicht auf eine übertragbare Krankheit zurückzuführen seien. (In meiner eigenen Ausbildung wies mein Lehrbuch für Abnormale Psychologie auf diese Tatsache hin, aber ich fand keine weitere Erwähnung davon für den Rest meiner Karriere.)

Noch interessanter ist, dass der Anteil der Menschen mit psychischen Erkrankungen und Stimmen, wie wir sie heute erleben, im letzten Jahrhundert gestiegen ist. Aber wie Dr. Torrey betont, tauchte dieses Problem in Europa erst Ende des 17. Jahrhunderts auf. Wenn also Ribosomalstimmen von einer weit verbreiteten Pilzerkrankung stammen, die den Menschen seit

Jahrtausenden infiziert (wie wir im nächsten Kapitel sehen werden), warum dann diese Veränderung? Mir fallen mehrere Möglichkeiten ein. Vielleicht ist der Organismus im Laufe der Zeit mutiert oder er wurde irgendwo auf der Welt von Seeleuten um die 1700 herum übernommen und verbreitet. Es ist auch möglich, dass es ein weiteres Problem gibt - die Art und Weise, wie mit der Geburt umgegangen wird. Bei unserer Arbeit mit Spitzenbewusstseinszuständen haben wir festgestellt, dass etwa 4/5 der Kinder, deren Nabelschnur lange nach der Geburt durchtrennt wird, *deutlich* gesünder sind als Kinder, deren Nabelschnur unmittelbar nach der Geburt durchtrennt wird. Dieses „Nabelschnur-Trennungstrauma" blockiert unter anderem das Gefühl der Ganzheit und steigert bei den meisten Menschen das Gefühl der Einsamkeit und den Drang zum Suizid. Da wir gesehen haben, dass Einsamkeit das Entstehen neuer Stimmen auslösen kann, ist es nicht allzu weit hergeholt zu vermuten, dass dies auch Auswirkungen auf die aktuelle Statistik haben kann. Natürlich kann der Anstieg schwerer psychischer Erkrankungen in erster Linie durch andere Krankheitsprozesse ausgelöst werden, Teile davon werden im Kapitel 7 abgedeckt.

Mehr Hintergrund: Charakteristiken der Menschen, die Stimmen hören

Das International Hearing Voices Network (Intervoice) gegründet von Romme, Escher und Hage leistet hervorragende Arbeit bei der Identifizierung von Forschungen, die zeigen, dass viele Menschen Stimmen hören, aber nicht psychisch krank sind. Romme und Escher (2001) schreiben: „Nur 16% der gesamten Gruppe der Stimmenhörer können mit Schizophrenie diagnostiziert werden". Sie nennen die folgenden Punkte, die unsere Entdeckung der Ribosomalstimmen erklärt:

Studien haben ergeben, dass zwischen vier und zehn Prozent der Menschen weltweit Stimmen hören.

Zwischen 70 und 90 Prozent der Menschen, die Stimmen hören, tun dies nach traumatischen Ereignissen.

Stimmen können männlich, weiblich, ohne Geschlecht, von Kindern oder Erwachsenen, von Mensch oder Nicht-Mensch sein. Die Betroffenen können eine oder mehrere Stimmen hören. Einige berichten, dass sie Hunderte hören, obwohl in fast allen gemeldeten Fällen eine über die andere vorherrscht.

Stimmen können im Kopf, in den Ohren, außerhalb des Kopfes, in einem anderen Teil des Körpers oder in der Umgebung wahrgenommen werden.

Lernen Sie das Team kennen - Nemi Nath

Nemi schreibt: „Ich bin seit 2005 oder 2006 im Team. Grant fand einen Artikel von mir im Internet, der dazu führte, dass ich sein Buch las. Ich bin kein guter Leser, lese nur, was mich wirklich interessiert. Meine Antwort auf das Buch war: Hier ist jemand, der viele Dinge in Worte fasst, die ich in meinen 25 Jahren Atemarbeitspraxis beobachtet hatte und ich bekam ein Gefühl dafür, wohin ich mit meinen eigenen Erkenntnissen gehen sollte. Ich gehe im Leben nur weiter, wenn ich weiß, dass es mein Weg ist." Anmerkung der Redaktion: Frau Nath ist ehemalige Präsidentin der International Breathwork Foundation und leitete von 1985-2008 ihre internationale Schule für Atemarbeit in NSW Australien. „Der Wechsel von Breathwork zur PeakStates Arbeit war manchmal holprig, wie es oft der Fall ist. Manchmal hatte ich das Gefühl, dass ich mich selbst nie geheilt hatte, wenn ich auf frühe Entwicklungsereignisse traf... Teil des Forschungsteams zu sein, in unerforschtes, neues biologisches Gebiet einzudringen, kann unerbittlich sein... und für mich gibt es nur einen Weg, vorwärts. Das Loslassen veralteter Heilungskonzepte und die Entwicklung dessen, was wirkt und hilft, die Menschheit in Richtung des Guten zu verändern".

„Ich liebe es, mit Klienten zu arbeiten, herauszufinden, warum etwas nicht funktioniert und Lösungen zu finden und ich liebe es, Ausbildungen zu entwickeln und die Arbeit zu den Menschen und in den Mainstream zu bringen. Wir sind nicht dazu bestimmt, als Menschen zu leiden, weil wir das Potenzial haben, geistige Gesundheit und gewöhnliche und außerordentlich positive Bewusstseinszustände zu verkörpern. Das ist es, was ich hier unterstütze. Mein Motto ist: Ich werde das tun, bis es auf dem Planeten nicht mehr gebraucht wird... dann werde ich mir anhören, was als nächstes kommt."

Schlüsselpunkte

- Ein subzellulärer Pilz in der Primärzelle verursacht indirekt Ribosomalstimmen beim Menschen.
- Dieser Pilz beeinflusst auch das Verhalten der Menschen, indem er positive und negative Emotionen hervorruft. Damit die Gefühle aufhören, ändern die Menschen ihre Gedanken und ihr Verhalten. Aus diesem Grund haben wir dieser Art den Spitznamen „Borgpilz" gegeben.
- Dieser Pilz verursacht direkt globale soziale Probleme wie Krieg, Rassismus und kulturelle Überempfindlichkeit.

- Mehrere unterschiedliche Arten von Themen bei typischen Therapieklienten sind auf verschiedene Aspekte dieses Pilzes zurückzuführen.
- Ribosomalstimmen entstehen aus Kristallen, die von diesem Pilz in ER-Ribosome injiziert werden.
- Die meisten Menschen erleben Organismen und Objekte in ihrer Primärzelle, als wären sie Teil ihrer selbst. Diese Organismen können hörbare, sichtbare und kinästhetische Erfahrungen verursachen.
- Die Erkenntnis, dass eine Pilzerkrankung Ribosomalstimmen hervorruft, erklärt Phänomene über Stimmen, die niemand verstanden hat: Stimmen, die von Taubstummen gehört werden; Stimmen, die in anderen Sprachen sprechen, die die Person nicht kennt; und isolierte Volksstämme, die keine Stimmen haben, bis sie mit den größeren infizierten Kulturen in Kontakt kommen.
- Das Hearing Voices Network ist eine weltweite Organisation, die sich dafür einsetzt, dass Stimmen in der Regel kein Zeichen von psychischen Erkrankungen sind, sondern etwas, das in der Öffentlichkeit viel häufiger vorkommt, als bislang angenommen wurde.

Empfohlene Literatur

Gehörlose Menschen, die Stimmen hören:
- Hallucinations in Deaf People with a Mental Illness: Lessons from the Deaf Clients (1999), von D Briffa, *Australasian Psychiatry*, 7(2) pp 72-74. Einige Menschen, die von Geburt an taub sind, berichten, dass sie „Stimmen hören".
- „Hearing about the voices of the deaf (2005), in Psychminded.co.uk. Ein populärer Artikel über Menschen mit dieser Erkrankung.

Stimmen, die in isolierten Bevölkerungsgruppen nicht vorhanden sind:
- *The Institutional Care of the Insane of the United States and Canada* (1916), pg. 381. In 1827-29 gab es keine Hinweise auf psychisch kranke Cherokee vor oder während der Zeit ihrer Zwangsumsiedlung (die Spur der Tränen).
- *Surviving Schizophrenia: A Family Manual*, 6th edition (2013) von E. Fuller Torrey M.D. Siehe Kapitel 1 für eine Diskussion über das Auftreten von Stimmen erst in den letzten Jahrhunderten.

Phasen der „kulturellen Anpassung":
Returning Home (1984) von Steven Rhinesmith. Canadian Bureau for International Education, Ottawa Canada. Beschreibt 10 Schritte der typischen kulturellen Anpassung.

Verhaltensverändernde Parasiten (Neuroparasitologie):

- "Parasite makes mice lose fear of cats permanently" (18 September 2013), von Eliot Barford, *Nature: News*.
- „Parasitic Puppeteers Begin To Yield Their Secrets" (Jan 17, 2014), *Science Journal* von Elizabeth Pennisie. Kurze Online-Beschreibung dieses neuen Feldes des parasitären Einflusses.
- *Parasite Rex: Inside the Bizarre World of Nature's Most Dangerous Creatures* (2001) von Carl Zimmer. Exzellentes Übersichtsbuch für Laien.
- „Suicidal Crickets, Zombie Roaches and Other Parasite Tales" (March 2014). Präsentiert von Ed Young in der Online-Video-Serie *Ted Talks*.
- *This Is Your Brain on Parasites: How Tiny Creatures Manipulate Our Behavior and Shape Society* (2017) von Kathleen McAuliffe. Geschrieben für Laien.

Literatur für Profis

- *Host Manipulation by Parasites* (2012), herausgegeben von David Hughes, Jacques Brodeur und Frederic Thomas. Oxford University Press. Hervorragende Zusammenfassung dieses neuen Feldes.
- „The Life of a Dead Ant: The Expression of an Adaptive Extended Phenotype" (Sept 2009), *The American Naturalist*, von Sandra B. Andersen et al. Beschreibt die Fähigkeit eines Pilzes, Ameisen zu kontrollieren und nennt weitere Beispiele.
- „Mice Infected with Low-Virulence Strains of Toxoplasma gondii Lose Their Innate Aversion to Cat Urine, Even after Extensive Parasite Clearance" (September 18, 2013), von Wendy Marie Ingram, et al., *PLoS One*. Ein ausführlicherer Artikel für Profis.

Teil 2

Das macht den Unterschied

Kapitel 5

Behandlung der Ribosomalstimmen

Im letzten Kapitel haben wir festgestellt, dass ein Pilz Ribosomalstimmen verursacht. Wir haben zwei verschiedene Vorgehensweisen beschrieben, wie man sie loswerden kann: Zum einen durch die Heilung von pränatalem Trauma, zum anderen auf umfassender Ebene durch die Immunisierung der Menschen gegen den Pilz. Aber in technischer Hinsicht waren dies „Prototyp"-Produkte. Sie zeigten, dass die Techniken (und Modelle) tatsächlich funktionierten, aber sie waren weder einfach noch schmerzlos anzuwenden. Es bedurfte gut ausgebildeter Therapeuten, um Klienten zu führen und Klienten, welche deren Anweisungen folgen konnten, während sie mit schweren emotionalen und physischen Traumata konfrontiert wurden.

Stattdessen waren jedoch einfachere und effektivere Methoden zur Eliminierung der Ribosomalstimmen gefragt. In diesem Kapitel beschreiben wir diese Suche nach Details, wie unsere psychobiologischen Techniken tatsächlich funktionieren und wie sie sich entwickelt haben. Es gelang uns schließlich auf zwei Arten: Wir entwickelten eine Technik, mit der man einzelne Stimmen einfach und schmerzfrei los wird und verbesserten auf der anderen Seite unsere Technik der Pilzimmunitätsregression, die alle Ribosomalstimmen gleichzeitig entfernt.

Wir beenden dieses Kapitel mit einem Blick auf verschiedene Gruppen von Menschen, die von der Eliminierung der Ribosomalstimmen profitieren können: Typische Therapieklienten, gesunde Menschen, die nur Stimmen hören und Menschen, die unter den schweren Symptomen der Schizophrenie leiden.

Im nächsten Kapitel werden wir uns auch mit den Sicherheitsproblemen und Kompromissen, die mit diesen Techniken verbunden sind, befassen sowie mit den Auswirkungen für Klienten, die mit Therapeuten arbeiten oder sich selbst helfen. In Kapitel 7 werden wir uns mit anderen Krankheiten beschäftigen, die einen „lauten" Verstand verursachen können. Und in Kapitel 8 werden wir unsere aktuelle Arbeit an einer einfacheren psychoimmunologischen Vorgehensweise zur Beseitigung der Pilzerkrankung besprechen, weil die bei schwerer Schizophrenie möglicherweise nützlicher ist, da sie der Person zusätzlich auch ein kontinuierliches Sicherheitsgefühl vermittelt.

Psychoimmunologie: Regression zur Beseitigung einer Pilzerkrankung

In Kapitel 3 haben wir die „Silent Mind Technique™" vorgestellt, aber nicht erklärt, wie eine Regressionstechnik, die pränatales Trauma heilt, jemanden gegen eine subzelluläre Pilzinfektion immun machen kann. Also lassen Sie uns darauf einen Blick werfen. Um dies zu tun, müssen wir eine subzelluläre Biologie erfassen, die während der Regression erlebt werden kann, aber nicht in Biologie-Lehrbüchern zu finden ist. Der Grund dafür ist zum einen darin zu sehen, dass dies mit der aktuellen Technologie schwer zu beobachten ist und zum anderen und insbesondere aber darin, dass niemand vermutet, dass es etwas Wichtiges zu beobachten gibt. (Also fühlen Sie sich frei, diesen nächsten Teil als einfach hypothetisch zu betrachten, obwohl die Techniken, die auf diesem Modell basieren, tatsächlich funktionieren. Das macht unsere Modelle sehr nützlich für Forscher, die neue Techniken entwickeln.)

Die Urkeimzellen (Vorläufer der Ei- oder Samenzellen) bilden sich zunächst in der Primärzelle der Elternzygote, kurz nachdem Ihre Eltern in der Gebärmutter der jeweiligen Großmutter implantiert haben. In der Primärzelle des jeweiligen Elternteils befinden sich 7 gepaarte, extrem kleine, blockartige Strukturen, die das innerste Bewusstsein des Organellensystems der Zelle enthalten, wobei deren mehrzellige Erweiterung das „Dreifachhirn" (Körper, Herz, Verstand usw.) sein wird. Wenn es an der Zeit ist, eine Urkeimzelle zu bilden, erstellen die Eltern eine Art „Kind"-Blöcke und diese verlassen letztendlich die Primärzelle auf ihrem Weg zu dem Bereich der Zygote, der dem Eierstock (oder dem Hoden) entspricht.

Kurz nachdem sich diese Kind-Blöcke gebildet haben, schweben sie getrennt voneinander umher. Dann kommen sie in ein Umfeld von parasitären Bakterien, so als würden sie in einen Ballon einwandern. (Dieses bakterielle Problem ist in der allgemeinen Bevölkerung weit verbreitet.) Wir nennen diese ballonartigen Strukturen „Präorganellen". Bald fangen die Blöcke an, sich in einer neuen Sequenz zu kombinieren, die wir „Koaleszenz" nennen. Im Jahr 2004 hatten wir entdeckt, dass das unfreiwillige Denken verschwindet, wenn man Trauma in dem kleinen bakteriellen Ballon heilt, der das Bewusstsein des Körperhirns umschließt. Der kritische Moment war kurz nach der Verbindung des Ballons, der das Bewusstsein des Körperhirns enthält, mit dem kleinen Ballon, der das Bewusstsein des Perineums enthält und vor der Verbindung mit dem kleinen Ballon, der das Bewusstseins des Herzhirns enthält, siehe hierzu Abbildung 5.1. Für weitere Informationen über das Koaleszenz-Ereignis siehe *„Peak States of Consciousness"* Band 1.

Wir wussten, dass die Heilung dieses Ereignisses normalerweise die Stimmen eliminieren würde, aber wir wussten nicht, warum.

Bis 2008 hatten wir versucht, den freischwebenden Pilz in dieser Vorstufe der Körperorganelle loszuwerden. Das nächste Schlüsselstück kam während eines Sommertrainings in Dänemark. Vier Mitglieder des Forschungsteams und ich saßen ruhig bei einem Mittagstisch im Freien. Während wir versuchten herauszufinden, was uns noch fehlt, gingen wir alle zum selben pränatalen Moment zurück. Plötzlich spürte ich den Schritt, den wir übersehen hatten und sagte spontan mit lauter Stimme ein Wort, das dem entsprach, was ich fühlte. Meine Kollegen übernahmen das und die kleinen Oktopus-Pilze verschwanden plötzlich aus den präzellulären Organellen, die sie beobachtet hatten. Dieses Befehls- oder Weisungswort nennen wir einen Gaia-Befehl - es ist eine verbale Übersetzung dessen, was die Zelle in diesem Moment tun soll. (Leider hatte die Anwendung der Methode mit nur diesem einen Wort unglückliche Nebenwirkungen - beispielsweise extreme Schmerzen bei gleichzeitiger Wahrnehmung, dass Klumpen aus dem Körper austreten. Daher haben wir dieses Vorgehen nicht in dieses Buch aufgenommen. Erst im Herbst 2011 bekamen wir alle Schritte für dieses Ereignis zusammen, wodurch die Behandlung zuverlässiger wurde und wir verstanden jetzt, was zu tun war.

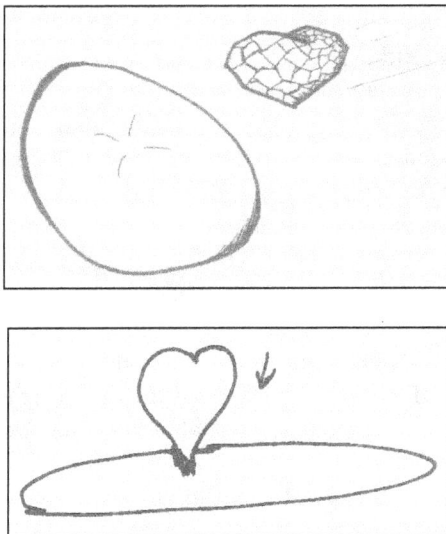

Bild 5.1: Das Koaleszenz-Ereignis kurz vor der Vereinigung von Körper und Herz-Präorganellen. Die Herzstruktur ähnelt einer Rübe oder einem stilisierten Herz, die Körperstruktur einem fetten Pfannkuchen. Oben: das Herz nähert sich dem Körper. Unten: das Herz, das in den Körper eindringt.

In diesem besonderen Moment der Entwicklung war es möglich, die Präorganellen zunächst zur Ausscheidung einer den Pilz auflösenden Chemikalie zu bewegen und wir stellten folgendes fest: Wenn die oktopusähnlichen Pilzorganismen tot und (meist in der Regression) aufgelöst sind, kann die Zelle die Überreste ausscheiden. Nachdem die Präorganellenzelle von diesen Überresten befreit ist - wie bei der Reinigung einer verstopften Toilette - hört der Körper auf anzunehmen, dass dieser Pilz dort sein sollte. In der Gegenwart erkennt er den Pilz plötzlich als fremd und zerstört ihn schnell. Die Geschwindigkeit des Körpers ist bemerkenswert - der Verstand verstummt, während der Klient noch den entscheidenden Schritt in der Vergangenheit heilt.

Mehr Hintergrund: Psychoimmunologie
In den vergangenen Jahrzehnten haben viele auf der Basis der Phänomene des spontanen Placebo-Effekts und der Heilung durch emotionale Befreiungsarbeit theoretisiert, dass die Menschen irgendwie verantwortlich für ihre Krankheiten seien. Der gesamte Bereich der Psychoimmunologie (heute meist Psychoneuroimmunologie genannt) basierte auf dieser Idee, dass wir nicht Opfer sind, sondern irgendwie an unseren Krankheiten beteiligt sind. Aber die zugrundeliegende Biologie wurde nicht verstanden und frustrierend war, dass es keine wiederholbaren, zuverlässigen Techniken gab, um diese Hypothese zu demonstrieren.

Diese Situation hat sich nun durch das Erscheinen effektiver Trauma-Techniken, dem Verständnis pränataler Entwicklungsereignisse und dem Erkennen von Problemen und Krankheiten in der Primärzelle geändert. Der Körper kann die Symptome, Schäden oder Krankheiten, die den Tod verursachen, haben wollen oder auch nicht - aber er kann sein eigenes Bedürfnis, dieses Thema zu haben, nicht ohne Hilfe einstellen. Wie wir anhand des Borgpilzes gezeigt haben, besteht die Vorgehensweise zur Herstellung der Krankheitsimmunität durch Traumatherapie darin, die falsche Überzeugung des Körpers zu beseitigen, dass die Krankheitsorganismen vorhanden sein sollten. Doch wie sagt man so schön: „Ein Schuh passt nicht allen". Nach unserer Erfahrung mit anderen Krankheiten hat der Körper aus verschiedenen Gründen Probleme, Freund und Feind zu identifizieren. Erstaunlicherweise wird die Krankheit sofort zerstört, sobald diese Gründe weg sind.

An diesem Punkt sagen kluge Leser wahrscheinlich: „Oha, warte mal! Was meinst du damit, dass die Zelle der Präorganellen in der

Vergangenheit den Pilz jetzt los wird? Die Vergangenheit ist fixiert!" Dies ist eine übliche Annahme der Menschen außerhalb der Traumatherapie. Es stimmt, wenn ein Trauma vollständig geheilt ist, fühlt sich der Klient plötzlich ruhig und kümmert sich nicht mehr um das Ereignis, egal wie schmerzhaft es bis dahin gewesen war. Wir alle können das akzeptieren und dankbar sein, dass es jetzt eine neue Generation äußerst effektiver Trauma-Techniken gibt. Doch was wir bei jeder Trauma-Technik sehen, geht darüber hinaus. Nachdem der Klient ein Trauma vollständig beseitigt hat, hat er jetzt zwei Vergangenheiten: die, an die er sich erinnert und die neue, die er jetzt erleben kann, wenn er seine Aufmerksamkeit wieder auf diesen vergangenen Moment richtet. Dieser wirklich bizarre Effekt ist vor allem in der Regression zu beobachten. In einem vergangenen Moment agiert der Klient nun auf eine neue Weise zu den äußeren Umständen.

Mit Klienten gehen wir auf die Theorie nicht ein - wir führen sie einfach mit Hilfe einer Visualisierung mit Worten und Musik in den entsprechenden Moment zurück und lassen sie jede Empfindung und Emotion heilen, die sie dort empfinden, bis sie ruhig und friedlich sind. Interessanterweise ist ein wichtiger Schritt in dem soeben beschriebenen Prozess, das zu heilen, was Therapeuten „Generationstrauma" nennen. Es ist dies dasselbe Phänomen, das von Biologen „vererbte epigenetische Schäden" genannt wird. Die Fähigkeit, den Pilz zu töten und auszustoßen, wird oft durch traumatische Erfahrungen unserer Vorfahren blockiert; andernfalls wären diese Schritte einfach automatisch durchgeführt worden und wir hätten das Problem gar nicht erst bekommen.

Dieser Prozess kann von einer Stunde bis zu neun Stunden unter Anleitung eines Trauma-Therapeuten dauern. Sowohl die Urkeimzelle der Mutter als auch die des Vaters müssen geheilt werden. Das kann ein faszinierendes Erlebnis sein; zuerst verstummt eine Seite des Kopfes, wenn eine der Urkeimzellen geheilt ist und dann verstummt die andere Seite, wenn die andere fertig ist. Und auch das Thema der Sippenblockade verschwindet - es kommen keine Emotionaltöne mehr in den Nabel, während man darüber nachdenkt, was man tun will und man verliert seine Reaktion auf Menschen aus verschiedenen Kulturen oder Rassen. Leider berichten viele Klienten, dass sie immer noch ihre Anziehungskraft auf Menschen mit besonderen Emotionaltönen haben. Diese assoziativen Ribosome treten immer noch auf, aber sie haben nicht mehr die „Stimmen"-Kristalle in sich.

Allerdings war ich immer noch unzufrieden mit der Leichtigkeit und Schnelligkeit der Behandlung, vor allem bei schizophrenen Patientengruppen. In den nächsten Abschnitten werden wir uns ansehen, wie wir an der Lösung dieses Problems gearbeitet haben.

Mehr Hintergrund: Immunität gegen alle Krankheiten
Wir haben mehrere Lehrbücher geschrieben, welche einige der zugrundeliegenden pränatalen Entwicklungsereignisse und verschiedene Techniken, die wir für bestimmte Krankheiten entwickelt haben, umreißen. Insbesondere das *Subcellular Psychobiology Diagnosis Handbook*, und *Peak States of Consciousness* Band 1 und 2 sind für Forschungsarbeiten in der Psychoimmunologie nützlich. Wir verbringen viel Zeit damit, für Krankheiten unbekannter Ätiologie (z.b. Autismus oder Diabetes) den Zusammenhang zwischen deren Ursache in der Primärzelle und der Behandlung zugrundeliegender Entwicklungstraumata herauszufinden.

Weitaus interessanter ist für uns, dass unsere Modelle darauf hindeuten, dass es möglich ist, eine ganze Kategorie von Krankheiten auf einmal zu eliminieren, wie z.b. alle Pilzarten, alle schädlichen Bakterienarten, alle Virusarten oder alle Arten von Prionen. Gerade mit dem Aufkommen antibiotikaresistenter Krankheiten und der Möglichkeit globaler Viruspandemien verbringen wir in diesem wichtigen Bereich den Großteil unserer Forschungszeit.

Meiner persönlichen Meinung nach deutet unser Modell auch darauf hin, dass dieselben globalen Behandlungen das menschliche Bewusstsein grundlegend verändern werden, weshalb mein Team trotz der Leiden und Risiken, die mit der Forschung verbunden sind, weiterhin an diesen Themen arbeitet.

Die „Body Association Technique™" - Ein einfacher, schmerzloser Weg, eine Ribosomalstimme zu eliminieren.

Wie wir gesehen haben, haben Regressionstechniken Nachteile, besonders für Klienten, die Schwierigkeiten haben, sich Schmerzen zu stellen oder vorgegebenen Richtungen zu folgen. Wir brauchten einen anderen Ansatz, idealerweise etwas Einfaches und Schmerzfreies, das jeder nutzen konnte. Diese Suche dauerte viele Jahre und solange wir dieses Problem nicht gelöst hatten, war ich nicht bereit zu veröffentlichen.

Als ich 1995 meine eigenen Stimmen loswurde, bemerkte ich, dass ich es tun konnte, ohne das pränatale Trauma zu heilen. Ich konnte meine Aufmerksamkeit auf das Gefühl meiner Mutter Seite an Seite mit meinem Überlebensgefühl richten und Liebe in die Schnittstelle dazwischen senden. Und puff, sie trennten sich und die Stimme verschwand. Ich habe versucht, dies anderen beizubringen, aber mit sehr gemischtem Erfolg. Erst ungefähr 2004 wurde uns klar, was ich getan hatte - diese alte Technik trennte die mRNA-Schnur, die die Ribosomalstimme des Ribosoms enthielt, von dem Ribosom mit dem Überlebensgefühl.

Ab dem Jahr 2000 arbeitete ich über einen Zeitraum von ca. 10 Jahren mit dem engagierten, beeindruckenden Drogen- und Alkoholtherapeuten Matt Fox zusammen und versuchte, eine Behandlung gegen Sucht zu finden, indem ich unseren neuen subzellulären und regressionspsychobiologischen Ansatz anwendete. Im Laufe der Jahre haben wir herausgefunden, dass viele Süchte auf Körperhirnassoziationen zurückzuführen sind. Matt hatte eine Technik entwickelt, mit der man diese Körperhirnassoziationen loswerden konnte. Sie war allerdings kompliziert und bedurfte eines Therapeuten, der den Klienten führte. Aber sie funktionierte und so konnten wir unsere Hypothese über Suchtverlangen und Entzug überprüfen. (Mehr dazu in unserem kommenden Buch über Sucht.)

Im Hinterkopf dachte ich ständig über einfachere Wege nach, um die Körperhirnassoziationen zu beseitigen. Rückblickend habe ich es 2009 mit einer fast ähnlichen Technik gelöst, wie wir sie jetzt haben, aber die hat nur bei manchen funktioniert. Erst 2012, als ich Studenten in Ashland, Oregon, ausbildete, kam ich plötzlich auf eine einfache Änderung zur Verbesserung der Technik. Ich habe die Idee vor Ort getestet und es war unglaublich! Jeder konnte sie ausführen, es gab keine Nebenwirkungen und es war genau das, wonach ich gesucht hatte, um Süchte und andere irrationale Körperhirnassoziationen zu behandeln. Solche Momente kommen in der Forschung nicht oft vor; ich kann nicht anders als lächeln, wenn ich an diesen Tag und diese Studenten zurückdenke.

Wie wir gesehen haben, stammt eine Ribosomalstimme auch von einer Körperhirnassoziation. Diese Technik erwies sich als absolut perfekt, um sie loszuwerden. In wenigen Minuten konnte eine Stimme von fast jedem schmerzlos und dauerhaft entfernt werden.

Wie? Nun, ich wies die Probanden an, ihre Hände mit den Handflächen schalenförmig nach oben zu halten und sich vorzustellen, dass sie eine zerknitterte Papiertüte wie einen Ball in der Hand halten. Diese imaginäre zerknitterte Papiertüte strahlt auf den Anwender den Emotionalton der Stimme aus. Dann klopft die Person auf den Handrücken dieser Hand, welche die imaginäre zerknitterte Papiertüte hält, etwa 1-2 Minuten. Die Tüte wird entweder hochfliegen oder in ihrer Hand zerfließen. Der letztgenannte Effekt kann für die Person eine ziemliche Überraschung sein, da dies ohne ihren Willen oder ihre Kontrolle geschieht. (Siehe Anhang D für detaillierte Schritte mit Abbildungen.)

Dieser Trick ist elegant und einfach, denn er beruht auf der Tatsache, dass Empfindungen des physischen Körpers mit den Empfindungen aus der Primärzelle überlagert werden. Für den Körper fühlt sich die nach oben gewölbte Hand wie die Membran des Endoplasmatischen Retikulums (ER) mit einer Pore an, so als wäre sie der Rand der Pore. Die zerknitterte Papiertüte fühlt sich an wie ein Ribosom, das ein Gefühl ausstrahlt (in diesem Fall den Emotionalton der Stimme, die von der Mutter während der fötalen Verletzung kam). Indem Sie Ihre Hand ausstrecken, während Sie sich eine zerknitterte Papiertüte mit dem angestrebten Emotionalton vorstellen, sortieren Sie unbewusst alle festsitzenden Ribosome in dem ER, um das richtige zu finden.

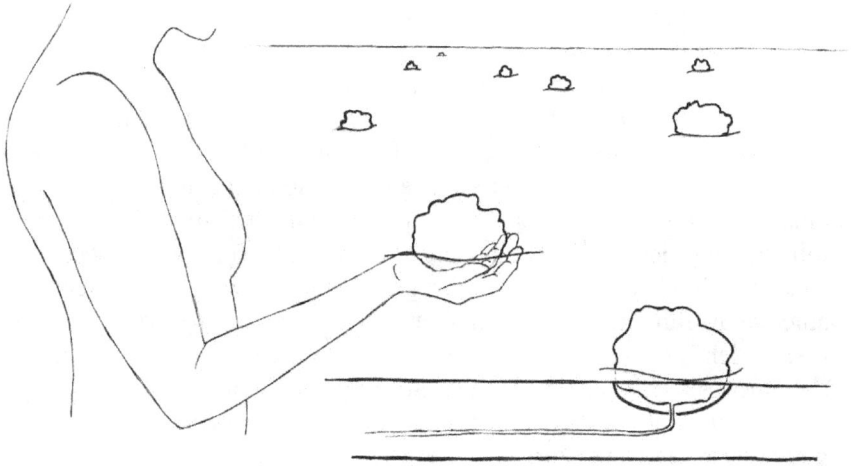

Bild 5.2: Für das Körperbewusstsein fühlt es sich an, als wenn die Hand jedes in einer Pore eingebettete Ribosom in der Membran des Rauen Endoplasmatischen Retikulums hält. (Das raue ER ist in einer Schnittansicht dargestellt; jedes Ribosom hat auch eine mRNA-Schnur, die es mit einem festklebenden Gen im Nukleus verbindet.)

Die zweite Hälfte des Tricks betrifft die Meridiantherapie EFT. Bei der bekanntesten dieser Techniken fokussiert sich der Anwender auf einen Emotionalton, während er auf bestimmte chinesische Akupunkturpunkte klopft. Ein paar Jahre zuvor hatten wir bemerkt, dass wir ähnliche Ergebnisse erzielen können, wenn wir einfach auf den Handrücken klopfen, was als 9-Gamut-Punkt bezeichnet wird. Der Grund, warum viele nicht wussten, dass dies möglich ist, dürfte darin zu sehen sein, dass es eine Zeitverzögerung gibt. Normalerweise dauert es zwischen ein und zwei Minuten, bis eine Änderung eintritt. Das liegt daran, dass das Klopfen auf diesen Punkt die beschädigten Histon-Proteine repariert, die ein verklebtes Gen bedecken. Es werden sich keine Symptome ändern, solange der Histon-Schaden nicht ausreichend repariert ist, denn erst dann kann sich die an das Gen gebundene mRNA-Schnur freisetzen. Erst danach wird sich die mRNA-Schnur aus der Pore des ER lösen und man fühlt, wie sich das Ribosom (die zerknitterte Papiertüte) aus der Hand löst (oder teilweise schmilzt, wenn mehr als ein festklebendes Gen beteiligt ist).

Diese Body Association Technique™ (BAT) ist unglaublich nützlich, schmerzlos und schnell und dauert nur ca. 2 Minuten pro Stimme. Und wie wir bereits erwähnt haben, brauchen viele Menschen, die ein ribosomales Stimmenproblem haben, nur ein bis drei Stimmen auszuschalten, um in ihrem Leben eine Änderung herbeizuführen. Und natürlich kann man die Technik erneut verwenden, um einen völlig stillen Verstand zu bekommen (da man nicht ständig neue Stimmen generiert), indem man alle Stimmen, die ins Bewusstsein kommen, wahrnimmt und ausschaltet. Als zusätzlichen Bonus wird man auch das irrationale sexuelle Hingezogensein zu Menschen mit bestimmten Emotionaltönen los.

Welches sind die Nachteile? Erstens können Menschen *neue* Stimmen bekommen, die ebenfalls behandelt und ausgeschaltet werden müssen. Diese werden durch ihre Einsamkeit ausgelöst und deshalb müssen sie „Menschen" in ihrem Leben haben. Sie hatten noch „leere" Ribosome für eine Stimme bereit, aber zum Glück ist ihr Vorrat sehr begrenzt. Es ist einfach die Body Association Technique™ zu wiederholen, auch wenn es allerdings störend oder ärgerlich ist. Zweitens hört jeder Stimmen - und Menschen, die ihre Kontrolle über die Stummschaltung verloren haben, hatten im Allgemeinen ein Trauma-Erlebnis, das sie als lebensbedrohlich empfunden haben. Dieses Trauma verschwindet nicht mit den Stimmen und muss vielleicht gesondert behandelt werden. Und schließlich wird man mit dieser Technik die zugrunde liegende Borgpilzinfektion mit all ihren anderen Auswirkungen (wie z.B. das Sippenblockade-Thema) nicht los.

Therapeutenhinweise:
Wenn Sie herausfinden wollen, ob Ihr Problem wirklich auf ribosomale Stimmen zurückzuführen ist, empfehlen wir Ihnen zuerst die Body Association Technique™ an der/den schlimmsten Stimme(n) auszuprobieren. Diese einfache, schnelle Technik hilft Ihnen, sich zu entscheiden, ob mehr getan werden muss oder ob Ihr Problem tatsächlich auf ribosomale Stimmen zurückzuführen ist. Wenn ja, können Sie danach entscheiden, ob Sie eventuell auch die schwierigere und langsamere Regression mit der Silent Mind Technique™ oder die neue, die Ende 2017 online geht, verwenden wollen. Natürlich gibt es neben der Entfernung ribosomaler Stimmen noch andere gute Gründe, den Pilz loszuwerden, wie z.B. Sippenblockade, interkulturelle Probleme, etc.

Wem kann mit ribosomalen Stimmtechniken geholfen werden?

Um dem Leser zu helfen, wollen wir nun die verschiedenen Gruppen von Klienten zusammenfassen, die wie erwähnt davon profitieren können, ihre ribosomalen Stimmen oder den Borgpilz zu eliminieren. (Detaillierte diagnostische Kriterien finden Sie im Handbuch für die subzelluläre Psychobiologie). Stimmenhörer machen zwischen 5 und 15% der Gesamtbevölkerung aus, was bedeutet, dass es viele Menschen gibt, denen offensichtlich mit einer Stimmen-Behandlung geholfen werden kann. Nachfolgend haben wir alle Probleme, die sich aufgrund des Borgpilzes ergeben, nach der ungefähren Häufigkeit geordnet, die wir in der privaten Praxis antreffen. Vorerst werden wir die offensichtlich psychisch Kranken bis zum nächsten Abschnitt ausschließen. Wie wir gesehen haben, hat praktisch jeder Mensch durch die Borg-Infektion Hintergrundgedanken oder Einflüsse von der Sippenblockade und könnte somit von einer Behandlung profitieren. Doch das ist den Menschen nicht bekannt.

Zwischenmenschliche Themen: Diese Probleme werden oft als Übertragung oder Rückübertragung diagnostiziert und werden durch „Strippen" über den Borgpilz verursacht. In seltenen Fällen sehen wir den extremeren Fall von „Flüchen", die körperliche Schmerzen und andere Symptome verursachen. Die Wahl der Technik hängt vom Therapeuten ab und davon, inwieweit der Klient bereit ist, Unbehagen zu empfinden. Die „Distant Personality Release" Technik ist in der Regel ausreichend für einzelne Themen, wobei die Beseitigung der zugrundeliegenden Pilzinfektion zeitlich effizienter ist, falls der Klient mehrere Probleme dieser Art hat.

Emotionale Probleme: Gelegentlich geht der Therapeut davon aus, dass der Klient ein emotionales Problem hat, auch wenn es sich dabei tatsächlich um ein Stimmenproblem handelt (oder zusätzlich zu seinem emotionalen Problem). Weil die Betroffenen manchmal annehmen, dass die „Stimme" ihre eigene sei, kann man das Stimmenproblem nicht eindeutig feststellen. Beispielsweise kommt der Klient mit einem Thema, sagen wir Angst, aber er fühlt diese, weil er eine ängstliche Stimme hört, obwohl er selbst nicht wirklich ängstlich ist. Die einfache Body Association Technique™ ist dafür ideal.

Rasende/aufdringliche Gedanken: Menschen, deren ribosomale Stimmen gedämpft sind, damit sie keine „Stimmen hören", werden sie als „Hintergrundgedanken" erfahren. In einigen Fällen können diese Gedanken immer noch als eine Herausforderung empfunden werden, insbesondere dann, wenn es sich um rasende oder aufdringliche Gedanken handelt, die nicht aufhören wollen. In anderen Fällen stört den Klienten der Inhalt der

Gedanken. Obwohl es andere Ursachen für dieses Verhalten geben kann (siehe nächstes Kapitel), kann dies in der Regel leicht mit der Body Association Technique™ behandelt werden.

Meditierende/persönliche Wachstumsklienten: Diese Menschen wünschen häufig, dass der „Silent Mind" Zustand ihnen beim Meditieren behilflich ist und sind nicht an den anderen Themen der Borg-Infektion interessiert. Hierfür reicht ihnen die Body Association Technique™ in der Regel aus, auch wenn es für sie von Vorteil wäre, die Borgpilz-Immunitätstechnik zu erleben.

Stimmen hörende Klienten: Das sind die Menschen, die deutlich Stimmen hören, aber ansonsten völlig normal sind. Dazu gehören Menschen, deren Stimmen von positiv oder hilfreich bis extrem negativ reichen können. Die Body Association Technique™ ist in der Regel ausreichend für sie, aber die Beseitigung der Borgpilz-Infektion ist einfacher, da die Stimmen alle auf einmal verschwinden und neue nie wieder auftreten können.

Sexuelle Abhängigkeiten: Diese Klienten haben eine sexuelle Abhängigkeit, die in der Regel durch die Beseitigung der zugrundeliegenden Körperhirnassoziationen behandelt werden kann. Dies ist bei weitem der häufigste Mechanismus, obwohl es noch andere mögliche Ursachen gibt - dazu verweisen wir Sie auf unser Buch über Süchte.

Klienten mit multikulturellen Themen: Diese Menschen haben entweder starke Reaktionen auf andere Rassen oder Kulturen, haben Angst davor, in einer neuen Kultur zu sein oder lehnen die Kultur ab, zu der sie früher gehörten. Die beste Lösung ist, sie gegen den Borgpilz immun zu machen.

Channeling oder besessene Klienten: Diesen Menschen konnten wir schon mit unserer begrenzten Erfahrung helfen. Ihre Probleme waren ja nur auf eine oder zwei Ribosomalstimmen zurückzuführen, so dass die Body Association Technique™ ideal war. (Beachten Sie, dass einige Klienten nach dem Verschwinden ihres Problems auch Hilfe bei der Heilung von Ängsten oder Abscheu benötigen, die sie durch diese Erfahrung erlebt haben.

Kampf mit altruistischen Zielen: Unserer Erfahrung nach tritt dieses Problem am häufigsten bei hochfunktionellen Menschen auf, da sie im Allgemeinen bereit sind, dem Einfluss der Sippenblockade mehr als jede andere Gruppe zu widerstehen. Sie haben selten ein Problem mit Stimmen und brauchen selten eine andere Therapie. Daher ist die Sippenblockadetechnik mit der Vorgehensweise „ein Thema nach dem anderen" in der Regel ideal für sie.

Nach unserer Erfahrung gibt es aber auch einige Klienten, die keine Behandlung wünschen und der Therapeut muss bereit sein, dies zu akzeptieren. Erstens gehört dazu eine Gruppe von Menschen, deren Kultur es unterstützt, Stimmen zu hören, ein Beispiel ist ein Klient aus Afrika. In seiner besonderen Kultur galt es als positiv, die Stimmen der Vorfahren oder anderer Stammesmitglieder zu hören. Obwohl seine Stimmen ihm und seiner kanadischen Partnerin Probleme bereiteten, weigerte er sich, sie loszuwerden. Zweitens sind es Menschen, die sich ohne ihre Stimme einsam oder verlassen fühlen würden. Eine meiner Klientinnen z.B. genoss eine ihrer Stimmen, weil sie sich so freundlich anfühlte und ihr Witze erzählte. Wenn die Klienten sich dafür entscheiden, ihre Stimmen zu eliminieren, brauchen sie Hilfe, um sich an das Leben ohne diese Stimmen anzupassen.

Übersichtstabelle unserer relevanten Therapieverfahren und deren Anwendung

Technik	Anwendung	Geschwindigkeit / Risiko	Wo zu finden
Body Association Technique™, rev 2.0[1]	Entfernt die individuelle Ribosomalstimme	Sehr schnell und effektiv / minimales Risiko; einige mögliche Anpassungspro-bleme	Anhang D
Distant Personality Release™ (DPR)	Beseitigt einzelne Strippen oder Flüche	Schnell und effektiv / minimales Risiko; einige mögliche Probleme	'The Basic Whole-Hearted Healing Manual', s.S.84, 195.
Sippenblockade Technik™, rev 1.7	Beseitigt das Problem einzelner Sippenblockaden	Schnell und effektiv / minimales Risiko; einige Vorsichtsmaß-nahmen	Anhang E
Silent Mind Technique™ (SMT), rev 2.3[2,3]	Beseitigt dauerhaft alle Stimmen, Strippen, Flüche und Sippenblockade	Langsam (2-9 Std.) / einige potentielle Trauma-Heilungsprobleme	Geschützt - gelehrt in Therapeu-tenkursen
„Listening to Silence" Spitzenbewusst-seinszustand	Tiefe innere Stille - beseitigt nicht den Borg Pilz	Schwierig / Zustand instabil mit Prozess aus diesem Buch	Seite 50

Hinweis 1: Diese vielseitige Technik muss gezielt eingesetzt werden, um Stimmen zu eliminieren.
Hinweis 2: Dies gilt nur für den Typ der Ribosomalstimme.
Hinweis 3: Für Werbezwecke wird SMT als Oberbegriff für unsere verschiedenen stimmenbezogenen Behandlungen verwendet.

Wie erfolgreich ist das bei der Behandlung von Schizophrenie?

Welcher Prozentsatz der Menschen, bei denen Schizophrenie diagnostiziert wurde, kehrt zur Normalität zurück, nachdem die Ribosomalstimme oder der Borgpilz mit unseren derzeitigen Prozessen beseitigt wurden? Was uns hier wirklich interessiert, ist, wie vielen Menschen mit einer offensichtlichen psychischen Erkrankung mit diesen Behandlungen geholfen werden kann. Wir schließen hier die im vorigen Abschnitt behandelten gesunden „Stimmenhörer" aus.

Die Antwort ist, dass wir es einfach nicht wissen, da wir keine Gelegenheit hatten, mit unseren derzeitigen Techniken groß angelegte Tests durchzuführen. Aber aufgrund des Feedbacks von Therapeuten, die wir ausgebildet haben, schätzen wir, dass etwa 20% der offensichtlich psychisch kranken Menschen, die auch Stimmen hören, durch diese Techniken wieder gesund werden können. Glücklicherweise ist dies immer noch eine große Zahl von Menschen, wenn man bedenkt, dass 1% der Menschheit eine Schizophrenie-Diagnose hat.

Warum so (relativ) wenige? Zunächst einmal hören etwa 30% der Menschen mit Schizophrenie keine Stimmen (Hoffman, Yale News, 2001). So würde eine Stimmenbehandlung für sie in der Regel keine Besserung bringen. Zweitens besteht die aktuelle Diagnose der Schizophrenie aus verschiedenen Ansammlungen von Symptomen, aber das bedeutet nicht, dass wir hier Symptome von nur einer Krankheit sehen. So können einige ein psychisches Krankheitsproblem haben und die Ribosomalstimme als zweites, unabhängiges Problem dazu. Zu wissen, welche Krankheit die Symptome verursacht, ist wichtig, da die Behandlungen in der Regel völlig unterschiedlich sind. Drittens gibt es weniger verbreitete Arten von Stimmen, die der Klient haben könnte (siehe Kapitel 7).

Also, welchen Schizophrenen können wir helfen? Im Allgemeinen geht es um drei Gruppen:

- Menschen, deren Symptome einer psychischen Erkrankung auf den verbalen Inhalt (und den Emotionalton) ihrer „Stimme" zurückzuführen sind. Mit anderen Worten, sie ziehen sich aus der Realität zurück oder handeln wahnhaft, weil sie versuchen, dem zu widerstehen, von dem sie glauben, es sei ein Teil ihrer selbst, beispielsweise die Stimmen, die sie hören. So können die Klienten, die unter einer Paranoiden Schizophrenie (F20.0) oder einer Katatonen Schizophrenie (F20.2) leiden, gute Kandidaten für eine Behandlung sein (obwohl Paranoia auch durch andere Probleme verursacht werden kann).
- Menschen, deren Symptome einer psychischen Erkrankung durch die Folterung mit kontinuierlichen, lauten Stimmen im Kopf entstehen. Wie Gefangene, die gefoltert werden, ziehen sie sich wegen des Schlafverlustes und des ununterbrochenen Lärms aus der Realität zurück. Während die lauten Stimmen vorhanden sind, haben diese Menschen auch Probleme bei der Interaktion mit der Außenwelt.

Zum Beispiel können dadurch „Akute vorübergehende psychotische Störungen" (F23) ausgelöst werden.

- Menschen, deren Symptome auf das lebensbedrohliche Trauma zurückzuführen sind, das die Unfähigkeit zur Stummschaltung ihrer inneren Stimme auslöste. (Diese Bedrohung ist in ihrer Wahrnehmung, nicht unbedingt in der objektiven Realität.) Es kann geschehen, dass die Stimmen ein positives Feedback auslösen. Denn die Anwesenheit von Stimmen hält das zugrundeliegende Trauma in Gang, was wiederum die Stimmen nicht stumm schaltet und so weiter, wodurch der Zyklus am Laufen gehalten wird. Oder das Trauma an sich verursacht ein seltsames Verhalten, insbesondere dann, wenn es vergessen oder unterdrückt wird. So können z.b. Schizotype Störungen (F21) verursacht werden.

Offensichtlich kann es schwierig sein herauszufinden, ob die Stimmen Symptome der Geisteskrankheit verursachen oder ob es eine Geisteskrankheit ist, die durch etwas völlig anderes verursacht wird und die Stimmen sind einfach eine zusätzliche, unabhängige Belastung. Was soll der Therapeut tun? Derzeit empfehlen wir Ihnen einfach zu versuchen, mit Ihrem Klienten zusammenzuarbeiten und zu sehen, ob Sie ihm helfen können, alle Stimmen zu identifizieren, die ihm Probleme bereiten und von dort aus zu beginnen. Dies kann schwierig sein, wenn die Person sich unbehaglich oder verstört fühlt, ohne zu bemerken, dass der Auslöser dafür eine sehr negative Stimme ist – sie hat diese unterdrückt oder einfach ignoriert und im Hintergrund nimmt sie den Emotionalton der Stimme oder die Symptome ihrer Unterdrückung wahr oder beides.

Warum zeigen nicht alle Stimmenhörer Anzeichen einer Geisteskrankheit? Es gibt dafür mehrere Gründe:

- Der Inhalt und der Emotionalton der Stimmen kann für die Reaktion einer Person sehr wichtig sein. Menschen, die mit Stimmen zu tun haben, die sich wie die Essenz des Bösartigen oder des Hasses fühlen, werden es schwerer haben, stabil zu bleiben als Menschen, die Stimmen haben, die fröhlich Witze erzählen und freundlich ermutigen.
- Wie ein Mensch auf Krisen und Stress reagiert, kann sehr unterschiedlich sein. Einige Menschen fallen von relativ harmlosen Problemen um, während andere in schrecklichen Lebenssituationen stabil bleiben.
- Der Mensch hat möglicherweise keine Prädisposition oder Vorerkrankung – aber in diesem Fall eine Anfälligkeit für einen bestimmten Krankheitsprozess oder einen ruhenden

Krankheitsprozess, sei es ein subzellulärer oder extrazellulärer, der ein bestimmtes psychisches Krankheitssymptom verursacht.

Mehr Hintergrund: die Anzahl der Stimmen in einer Person
Der typische Nicht-Patient hat durchschnittlich ca. 15 Ribosomalstimmen, mit einer Standardabweichung von ca. 5 Stimmen. Der Unterschied zwischen einer durchschnittlichen Person und einer Person mit Schizophrenie liegt in der Regel in der Schwere und Negativität der Stimmen und nicht in ihrer absoluten Zahl, obwohl wir gesehen haben, dass einige Mitglieder der Patientengruppe eine deutlich höhere Anzahl von Stimmen haben können als die anderen aus der Bevölkerung, die nicht Patienten sind und Stimmen hören.

In diesem Buch haben wir eines der häufigsten Probleme der Menschheit, die Ribosomalstimmen, identifiziert, aber in unserer Forschung in der subzellulären Psychobiologie haben wir viele verschiedene Krankheiten oder strukturelle Probleme gesehen, die den mentalen Zustand beeinflussen können. Und dazu gehören noch nicht einmal Krankheiten (Parasiten, Bakterien und Pilze), die man im Darm oder Körper sehen kann und die auch eine psychologische Wirkung haben.

Ich möchte diesen Abschnitt beenden, indem ich betone, dass Generationen von hart arbeitenden, engagierten Ärzten, Psychologen und Laien ihr Bestes getan haben, um diagnostische Kategorien zu erstellen, in der Hoffnung, dass es Forschern in der Zukunft helfen wird, Ursachen und Behandlungen für das Leiden dieser psychisch kranken Menschen zu finden. Leider waren bis jetzt die Fortschritte begrenzt, weil man nicht wusste, dass es subzelluläre Krankheiten gibt, die die psychischen Symptome einer psychischen Erkrankung verursachen können. Hoffentlich werden in den nächsten Jahrzehnten weitere dieser subzellulären Krankheiten identifiziert und psychologische oder medikamentöse Behandlungen geschaffen.

Was ist mit anderen psychischen Störungen?
Was ist mit anderen psychischen Störungen, die Stimmen beinhalten? Meiner Erfahrung nach handelt es sich in der Regel um zwei völlig voneinander unabhängige Probleme, die in einen Topf geworfen werden. Wenn wir die Ribosomalstimmen eliminieren (was dem Klienten oft sehr hilft), bleiben die anderen Symptome bestehen.

Wie häufig ist diese Kombination unabhängiger Probleme? Honig et al. (1998) sagt, dass etwa 25% der affektiven Psychose-Patienten Stimmen hören. Anhand der ICD-10-Kategorien (International Statistical Classification of Diseases and Related Health Problems) sehen wir die folgenden Unterkategorien von stimmungs-(affektiven) Störungen, die möglicherweise Stimmen enthalten.

- Manie mit psychotischen Symptomen (F30.2).
- Bipolare affektive Störung, Episode ohne psychotische Symptome, Zyklothymie mit Manie (F31.2).
- Bipolare affektive Störung, mit schwerer depressiver Episode ohne psychotische Symptome (F31.5).
- Schwere depressive Episode mit psychotischen Symptomen (F32.3).
- Rezidivierende depressive Störung (F33.3).

Zum Beispiel ist die bipolare Störung nach unserer Erfahrung völlig ohne Bezug zu Stimmen. So ist es auch bei der Depression. In einigen Fällen sind es allerdings die Stimmen, die depressiv sind und der Klient nimmt an, er wäre es selber. In anderen Fällen treibt die Anwesenheit von Stimmen den Klienten in ein Gefühl der Depression.

Honig et al. sagt, dass etwa 80% der dissoziativen (Konversions-) Störungen auch Stimmen enthalten. Beachten Sie, dass es zwei Kategorien gibt, die direkt für eine Behandlung der Ribosomalstimmen relevant sind.

- Dissoziativer Stupor (F44.2). Es besteht die Möglichkeit, dass dieses Problem durch die erfolgreiche Unterdrückung von plötzlich aktivierten Stimmen ausgelöst wird.
- Trance- und Besetzungsstörungen (F44.3). Dieser Fall wurde im vorherigen Abschnitt behandelt, in welchem dargestellt wurde, dass das Entfernen von Ribosomalstimmen das Problem behebt.

Bezahlen für Ergebnisse

Wie findet man einen Therapeuten, der diese Techniken anwenden kann? Sie können dieses Buch jederzeit zu Ihrem Therapeuten oder in Ihre örtliche Klinik oder Ihr Gesundheitszentrum bringen und den Behandler bitten, den Prozess mit Ihnen durchzuführen. Wenn er mit der Technik nicht vertraut ist, steht dem Trauma-Therapeuten ein relativ schnelles Training zur Verfügung. Wenn Ihr Arzt keine Traumatherapien anwendet, kann das Training etwas länger dauern.

Glücklicherweise funktioniert unsere „Silent Mind Technique™" recht gut und wir haben sie seit Jahren Therapeuten auf der ganzen Welt beigebracht. Eines der Dinge, die diese Therapeuten von anderen unterscheidet, ist, dass sie alle auf der Basis von „Bezahlen für Ergebnisse" arbeiten. Was bedeutet das? Wenn Ihre Stimme nach der Behandlung nicht verschwunden ist oder zurückkommt und der Therapeut sie nicht beheben kann, gibt es keine Vergütung. Von uns geschulte Therapeuten schließen mit Ihnen einen Vertrag über die Ergebnisse, die Sie beide von der Behandlung erwarten. Wenn diese Ergebnisse nicht eintreten, dann bezahlen Sie nichts (oder erhalten eine Rückerstattung, wenn das die Vertragsvereinbarung war).

Unsere Therapeuten tun dies aus vielen Gründen. Erstens, das Verfahren der „goldenen Regel" – verfahren Sie mit anderen so, wie Sie wollen, dass man mit Ihnen verfährt. Wenn es nicht funktioniert, warum sollten Sie dann bezahlen? Wie fühlen Sie sich, wenn Ihr Klempner oder Automechaniker etwas berechnet, aber nichts repariert wurde? Zweitens haben viele Menschen, die dringend Hilfe brauchen, nicht viel Geld. Wenn sie mit einem Therapeuten zusammenarbeiten, der ihr kostbares Geld verschwendet, ihnen aber nicht den Service bietet, den sie erwartet haben, haben sie kein Geld mehr, um anderswo Hilfe zu bekommen. Drittens macht es legitime Therapeuten, die modernste Techniken anwenden, die wirklich funktionieren, zu etwas Besonderem. Und schließlich, wenn ein Therapeut nur dann bezahlt wird, wenn er einen guten Job macht, wird er ziemlich bald wirklich, wirklich gut darin oder er hört auf zu arbeiten. Dies stellt sicher, dass Sie nicht finanziell bestraft werden, wenn Ihr Therapeut unqualifiziert ist oder einfach kein Talent für die Arbeit hat.

Wie funktioniert dieses „Bezahlen für Ergebnisse" aus Sicht des Therapeuten? Nun, zunächst einmal funktionieren die Techniken ziemlich gut. So erwartet Ihr Therapeut, dass er bei den meisten Klienten Erfolg haben wird und so wird er von den meisten bezahlt. Aber nehmen wir an, dass es bei Ihnen nicht funktioniert. Diese Therapeuten setzen ihren Standardpreis etwas höher und rechnen mit Klienten, bei denen es nicht funktioniert. Dieses ist genauso, wie Ihr Autohändler oder lokaler Lebensmittelhändler das auch macht und es ist in vielen Industrien normal. (Siehe Anhang A für einen Mustervertrag.)

Schließlich hilft Ihnen dies, legitimierte, ausgebildete Therapeuten von skrupellosen Menschen zu unterscheiden, die bereit sind, Ihnen alles zu versprechen, solange sie bezahlt werden. Wie? Holen Sie sich einen Vertrag für „Bezahlen für Ergebnisse" und Sie zahlen erst, wenn die vereinbarten Ziele erreicht sind. Mit der Silent Mind Technique™ werden die Ergebnisse direkt in der Praxis erreicht.

.

Lernen Sie das Team kennen - Steve und Jessie Hsu

Steve schreibt: „Was ist der Sinn des Lebens? Gibt es einen Gott? Warum gibt es so viel Leid in der Welt? Das waren die Fragen, die mich in meinen jungen Jahren heimsuchten und dazu beitrugen, den Grundstein zu legen, während ich mich dem Leben verschrieb. Rückblickend ist es unverkennbar, dass es eine unsichtbare Kraft zu geben schien, die sich um mich kümmerte und mich sanft durch Drehungen und Wendungen führte. Während ich meine gesammelten Einsichten und mein Verständnis über „wer bin ich", „warum bin ich hier" und dieses Ding, das wir „Leben" nennen, darstelle, lösen sich diese eindringlichen Fragen langsam auf wie ein Perspektivwechsel, der sie irrelevant macht.

Es ist nicht schwer zu vermuten, dass etwas mit der Welt, genauer gesagt mit der menschlichen Spezies, die diese Welt erschaffen hat, nicht stimmt. Aber was? Es gibt zahlreiche philosophische Vorschläge, wie zum Beispiel, dass wir uns gegenseitig schaden, weil wir uns nicht alle eins fühlen oder wie wir Frieden in der Welt schaffen können, wenn wir keinen Frieden in uns selbst finden können. Das sind wirklich herausfordernde Themen. Können wir dieses Problem lösen? Ist das überhaupt möglich? Es scheint mir, dass Religion, Philosophie, Psychologie und dergleichen versuchen, das gleiche Thema zu lösen. Wenn es möglich ist, eine dauerhafte Veränderung in einem Menschen zu schaffen, um tiefen inneren Frieden zu finden, wenn es möglich ist zu fühlen, dass wir alle Mitglieder einer einzigen liebenden Familie sind, nicht mental, sondern auf der innersten Ebene, dann gibt es vielleicht Hoffnung für die Menschheit und das Leben auf Erden. Die Stimmen zum Schweigen zu bringen ist ein guter Anfang."

Schlüsselpunkte

- Es ist möglich, Immunität gegen einen Erreger zu erlangen, indem man psychologische Techniken anwendet, die frühe Schlüsselereignisse der Entwicklung heilen.
- Bei der Bildung der Urkeimzelle handelt es sich um das „Koaleszenz"-Entwicklungsereignis. Das Heilen eines Teiles davon kann Pilz-Immunität hervorrufen.
- Biologen haben noch nicht nach dem winzigen, subzellulären Koaleszenz-Ereignis gesucht, aber die Regression der Klienten zu diesem Ereignis ist einfach.

- Alle Trauma-Heilungstechniken haben potentielle Probleme, so dass Klienten ein Aufklärungsformular lesen und unterschreiben müssen, um die Kompromisse und Risiken zu verstehen.
- Die Regression zu bestimmten pränatalen Ereignissen kann auch Sicherheitsprobleme haben. Bei der Entwicklung einer neuen Technik sind Tests erforderlich, um die Sicherheit zu gewährleisten.
- Das Angebot psychologischer Dienstleistungen auf der Basis von „Bezahlen für Ergebnisse" ist ethisch vertretbar und hilft überdies, nicht mit skrupellosen Therapeuten konfrontiert zu werden, die Behandlungen anbieten, die nicht funktionieren oder schädlich sind.
- Die Body Association Technique™ (BAT) kann verwendet werden, um einzelne Ribosomalstimmen einfach, schmerzlos und sicher zu eliminieren. Einige Klienten werden sich möglicherweise danach unwohl fühlen, wenn ihre Stimmen verschwinden oder wenn später neue Stimmen auftauchen.
- Die meisten Stimmenhörer können ihre Stimme dauerhaft entfernen lassen, indem sie psychologische Techniken anwenden, die entweder subzelluläre Ribosome eliminieren oder die Person immun gegen den Borgpilz machen.
- Die Silent Mind Technique™ verwendet einen psychoimmunologischen Prozess, der den Borgpilz beseitigt und so alle Symptome beseitigt, die durch den Pilz verursacht werden (Ribosomalstimmen, Strippen, Sippenblockade, etc.).
- Bei 1% der Bevölkerung wird Schizophrenie diagnostiziert. Von dieser Gruppe hören zwischen 70% und 80% auch Stimmen.
- Nur einige Menschen mit Schizophrenie können erfolgreich behandelt werden, indem man Ribosomalstimmen entfernt. Andere haben Symptome aus anderen Gründen. Der Prozentsatz, der durch die Eliminierung der Ribosomalstimmen (unter Verwendung aktueller Techniken) geheilt wird, ist aufgrund fehlender Tests ungewiss.
- Menschen mit affektiver Psychose und dissoziativen Störungen können manchmal Stimmen haben, aber die Stimmen sind in der Regel ein separates Thema. Die Trance- und Besetzungsstörung ist jedoch in der Regel auf Ribosomalstimmen zurückzuführen.

Empfohlene Literatur

Psychoneuroimmunology:

- "Epigenetics, psychoneuroimmunology, and subcellular psychobiology" (2014) von Grant McFetridge auf www.PeakStates.com.
- „The Biology of Epigenetic Trauma" (2016) von Grant McFetridge auf www.PeakStates.com.
- *Peak States of Consciousness, Volume 2* (2008), von Grant McFetridge. Siehe Kapitel 4 für Details zum Problem der epigenetisch inhibierten Genexpression. Siehe Kapitel 8 und Anhang F für Entwicklungsereignisse, die für die Psychoimmunologie relevant sind.

Bezahlung für Ergebnisse:

- *Subcellular Psychobiology Diagnosis Handbook* (2014), von Grant McFetridge. Siehe Kapitel 3 und Anhang 2 und 10.

Sicherheitsprobleme bei der Regressions- und Traumatherapie:

- *Peak States of Consciousness, Volume 2* (2008), von Grant McFetridge und Wes Geitz. Siehe Anhang A. (Kapitel 10 und 17 enthalten auch ausführliche Informationen über Gaia-Befehle).
- *Subcellular Psychobiology Diagnosis Handbook* (2014), von Grant McFetridge. Siehe Kapitel 6.

Stimmen in Patienten- und Nicht-Patientengruppen:

- „Auditory hallucinations: a comparison between patients and nonpatients" (1998), Honig A., Romme M. A. J., Ensink B. J., Escher S. D. M. A. C., Pennings M. H. A., deVries M. W., *Journal of Nervous and Mental Disease*, 186(10), 646–651.

Relevante Therapien:

- „Clinical benefits of Peak States Therapies in Positive Health Magazine", Sept. 2007, Issue 139, www.PositiveHealth.com.
- *The Whole-Hearted Healing Workbook* (2013) von Paula Courteau. Projektion, Regression und subzelluläre Behandlungen für Laien.

- *The Basic Whole-Hearted Healing Manual* (2004) von Grant McFetridge Ph.D. Enthält DPR, Regression und andere Techniken. Geschrieben für Fachkräfte.
- *The EFT Manual*, 6th edition, von Gary Craig. Ausgezeichnetes Training über die EFT-Meridiantherapie bei Traumata. Für Laien geschrieben.

Kapitel 6

Sicherheitsprobleme und Nebenwirkungen

Nach dem, was Sie im vorigen Kapitel gelesen haben, werden Sie vielleicht sagen: „Ich melde mich an!" Und für die meisten Menschen wäre das eine gute Entscheidung mit einem problemlosen Ergebnis, so ähnlich als wenn Sie Ihr Auto für eine Reparatur in die Werkstatt bringen. Was viele Laien jedoch nicht wissen, ist, dass es auch mit gewöhnlichen psychologischen Techniken Kompromisse gibt. Und die Techniken in diesem Buch sind weitaus wirkungsvoller als eine typische Gesprächstherapie - sie wirken sich auf das Innere Ihrer Zellen aus.

In den vorangegangenen Kapiteln haben wir uns darauf konzentriert, was gut gehen kann. In diesem Kapitel schauen wir uns an, was schief gehen kann. Wir werden einige der offensichtlichen und, zumindest für Laien, weit weniger offensichtlichen Probleme und Lösungen behandeln, auf die man mit diesen Techniken stoßen könnte. Dieses Kapitel ist auch für Therapeuten oder Ärzte wertvoll, deren Ausbildung keine umfangreiche Arbeit mit Trauma- oder Regressionstherapien beinhaltet.

Wir betrachten auch kurz, wie Klienten, die antipsychotische Medikamente einnehmen, mit Anleitung, Vorsicht und Voraussicht bei der Anwendung dieser psychobiologischen Techniken anders gehandhabt werden müssen.

Traumatherapien: Risiken und Einverständniserklärung

Lassen Sie uns zunächst einen Blick auf einige der Standardrisiken werfen, die bei den üblichen Klienten bei jeder Trauma-Technik auftreten können. (Diese Diskussion soll Ihnen nur einen allgemeinen Hintergrund geben. Die aktuelle Silent Mind Technique™ ist spezialisierter als die Standard-Traumatherapie und wir werden uns im nächsten Abschnitt näher mit ihren Herausforderungen befassen.)

- Während der Behandlung werden Sie sich schlechter fühlen, danach werden Sie sich besser fühlen.
- Sie werden unangenehme oder ungewohnte emotionale Schmerzen (indem Sie Wut, Traurigkeit, Schuld, Trauer, Verlust, Frustration,

etc. fühlen können) sowie körperliche Beschwerden oder Schmerzen (wie Übelkeit, Ersticken, Schmerzen oder andere Leiden) erleben.

- Wenn Sie während einer Behandlung nicht alles vollständig heilen, bleiben Ihre Symptome eine Zeit lang bestehen, bis diese Erinnerungen wieder versinken und Ihr Bewusstsein verlassen oder Sie zu Ihrer nächsten Sitzung zurückkehren.
- Wenn Sie mitten in der Behandlung aufhören, werden Sie sich in der Regel schlechter fühlen als zu Beginn der Behandlung.
- Ein paar unglückliche Menschen können bei sich Schmerzen auslösen, die ohne ein bestimmtes Eingreifen nicht aufhören.
- Einige werden feststellen, dass ihre Veränderung instabil ist und eine weitere Sitzung benötigt.
- Nicht allen Problemen oder Themen kann Abhilfe geschaffen werden.
- Einige Probleme werden nach der Behandlung noch schlimmer.

So merkwürdig es für Therapeuten klingen mag, die größte Überraschung vieler Laien ist, dass die Traumatherapie oft emotional und körperlich schmerzhaft ist. Wie viel und wie lange hängt von Ihrem Thema und den jeweiligen Techniken ab, die Sie benötigen. Zum Beispiel ist mit Meridian-Therapien („Klopfen") jeder Schmerz in der Regel sowohl minimal als auch kurz. Aber auch mit diesen Therapien können Sie einige ziemlich schmerzhafte Erfahrungen machen, wobei andere Therapien viel schlimmer sein können. Wenn Sie verstanden haben, dass es wie das Gehen zum Zahnarzt ist, wo etwas ein bisschen schmerzt, aber getan werden muss, haben Sie die richtige Einstellung und Denkrichtung für die Therapie. Leider wird die Therapie in manchen Fällen überhaupt nicht funktionieren oder am Ende der Therapie fühlen Sie sich schlechter als an ihrem Anfang. Obwohl dies immer seltener der Fall sein wird, da die Therapeuten auf die neuere Generation von Techniken umsteigen, kann es immer noch geschehen. Sie müssen sich entscheiden, ob Sie das Risiko, sich besser zu fühlen, gegenüber dem unwahrscheinlichen Risiko, sich schlechter zu fühlen, eingehen wollen.

Therapeuten sind gesetzlich verpflichtet (in den meisten Ländern), Sie eine Einverständniserklärung lesen und unterschreiben zu lassen. Dies umfasst die üblichen und unerwarteten Themen, die in der Therapie auftreten können. Sie sollten sich Sorgen machen, wenn Ihr Therapeut Ihnen keine zum Lesen gegeben hat! Eine Kopie derjenigen, die unser Institut verwendet, finden Sie in Anhang C.

Für weitere Informationen zu möglichen Themen mit Trauma- und Regressionstherapien empfehlen wir, die Hinweise am Ende dieses Kapitels zu lesen.

Risiken mit der Body Association Technique™

Bis zu diesem Punkt haben wir über Traumatherapie für die gängigen Probleme der Klienten gesprochen. Im Gegensatz zu dem, was Sie im vorigen Kapitel gelesen haben, ist unsere Body Association Technique™ keine Traumatherapie in dem Sinne. Stattdessen interagiert sie direkt mit subzellulären Strukturen und zum Glück ist sie für die Art von Problemen, für die sie entwickelt wurde, sowohl schmerzlos als auch zuverlässig. Nach 5 Jahren Anwendung und vielen hundert Klienten haben wir keine unerwünschten oder unerwarteten Nebenwirkungen bei der Anwendung dieser Technik gesehen. Sie ist sogar bemerkenswert robust und unproblematisch.

Nach einer erfolgreichen Behandlung können jedoch Themen auftreten. Die Klienten können sich plötzlich und unerwartet einsam fühlen, nachdem sie einige oder alle ihre Stimmen losgeworden sind. Dieses kann sich anfühlen wie das Gehen durch eine Grundschule, nachdem dort jeder in den Sommerferien ist. Für manche wird diese Einsamkeit nicht auftreten, für manche ist sie mild und kann ignoriert werden, aber bei manchen Menschen kann sie plötzlich und schwerwiegend sein. Dieses Empfinden kann verschiedene Ursachen haben. Die wahrscheinlichste ist der „Seelenverlust". Weniger häufig kann es durch ein einfaches biographisches Trauma oder durch „Löcher" verursacht werden. (Siehe das *Whole-Hearted Healing Workbook* für Details). In allen drei Fällen wird dieses Gefühl durch einfaches Klopfen mit EFT oder einer anderen Meridiantherapie fast immer beseitigt.

Eine weitere Herausforderung kann manchmal auch nach einer erfolgreichen Behandlung auftreten. In diesem Fall beenden die Klienten die Sitzung mit einem guten Gefühl. Später interagieren sie mit jemandem und bemerken plötzlich eine neue Stimme. Häufiger interagieren sie und fühlen sich plötzlich schlechter, meist mit einem schweren oder depressiven Gefühl, bemerken dafür aber keine neue Stimme. Was in diesem Fall abgelaufen sein kann, ist, dass sie jetzt zwar eine neue „Stimme" haben, aber ihr Gefühl und ihre Worte sind so unangenehm, dass sie diese sofort aus dem Bewusstsein verdrängt haben. Dieses kann schwer zu erkennen sein, da es plötzlich geschieht und die Person, da sie ihre Aufmerksamkeit nicht auf die Stimme richtet und nicht nach einer sucht, diese neue Stimme nicht bemerken wird. (Natürlich kann es ein völlig eigenständiges Problem sein - nur ein alltägliches Problem mit einer anderen Person vielleicht.) Sobald diese neue Stimme bemerkt wird, kann die einfache Wiederholung der Body Association Technique™ schnell das Problem lösen.

Und schlussendlich, nach einer erfolgreichen Behandlung, werden die irrationalen sexuellen Anziehungen, die eine Person hatte, einfach verschwinden. Dies kann zu einer echten Herausforderung werden, wenn die Person plötzlich das sexuelle Interesse an ihrem Ehepartner oder Partner verliert. Es gibt keine Möglichkeit, den Klienten wieder so zu verändern, wie er vorher war. Allerdings neigen Menschen dazu, sich aus verschiedenen Gründen zueinander hingezogen zu fühlen. Nach unserer Erfahrung verschwindet dieses Problem nach einer Weile (innerhalb von Tagen bis Monaten) und die eheliche Beziehung wird wieder hergestellt, wobei wir dieses jedoch nicht garantieren können – wir haben das zwar bis jetzt noch nicht erlebt, aber es könnte im schlimmsten Fall zu einer Scheidung führen sowie zu einer starken Verunsicherung und Enttäuschung.

Risiken mit der Regression Silent Mind Technique™

Welches sind einige der möglichen Probleme, falls Sie erwägen, die aktuelle Version 2.3 der Silent Mind Technique™ (welche Regression verwendet) anzuwenden, um sich gegen den Borgpilz immun zu machen?

Eine Regressionstechnik, welche auf ein bestimmtes Thema oder eine Störung abzielt, ist analog zur Anwendung eines Medikaments für eine bestimmte Krankheit. Anders als bei der allgemeinen Therapie wurden, nachdem man im Laufe der Zeit viele Klienten angetroffen hat, so ziemlich alle unerwarteten Probleme bereits festgestellt und gelöst. Daher können wir in einem Kurs diese Technik unterrichten, die sich nur darauf konzentriert, die Methode und ihre Probleme zu meistern. Es ist ein bisschen so, als ob man lernt, den Ölwechsel beim Auto selber zu machen, anstatt zu lernen, ein Mechaniker zu werden. Natürlich können Menschen erstaunlich kompliziert sein und so ist es immer eine gute Idee, einen gut ausgebildeten Trauma-Therapeuten zu kennen, der gerufen werden kann, falls etwas Unerwartetes oder Ungewöhnliches auftaucht. Nach der Auto-Analogie kann, wenn Sie an einem Schrottauto arbeiten, bei dem Versuch, den Ölfilter zu entfernen, u.U. eine Schraube brechen. Also rufen Sie Ihren örtlichen Mechaniker an, um dieses Problem beheben zu lassen.

Schauen wir uns also einige der möglichen Themen an:

Eine weitere Erkrankung tritt auf: Angenommen, ein Prozess wurde bereits an einem normalen Menschen getestet, aber wenn Sie eine andere Erkrankung haben, die die Behandlung stört oder schlecht beeinflusst, können Probleme auftreten. Der häufigste Fall sind Angsterkrankungen. In diesem Fall kann der Versuch, diese zu heilen, Ihre Angst nur verschlimmern und wird wahrscheinlich Ihre Fähigkeit beeinträchtigen, die Trauma-Gefühle zu empfinden, die Sie zu heilen haben, damit Sie einen psycho-immunologischen Effekt erzielen.

Die Reaktion des Ehepartners: Dieses Thema tritt etwa bei der Hälfte der Paare auf, bei denen nur ein Partner behandelt wird. Nach erfolgreicher Behandlung fühlt sich der Klient wohl, aber der unbehandelte Partner berichtet, dass sich der andere nun distanziert und sich von ihm getrennt fühlt. Das liegt daran, dass jetzt alle Pilz-Strippen weg sind. Die einfachste Lösung dafür ist, auch den Partner zu behandeln.

Einsamkeit: Nach erfolgreicher Behandlung fühlen sich einige Klienten einsam, da sie jetzt ohne ihre Stimmen sind. Wir sehen dies oft bei Menschen, bei denen eine schwere psychische Erkrankung diagnostiziert wurde. Die Behandlung ist die gleiche wie bei der Body Association Technique™.

Töne scheinen lauter zu sein: Sobald die Stimmen weg sind, ist es, als wären alle aus dem Nachtclub, in welchem Sie gesessen hatten, weg. Das bedeutet, dass Ihnen jetzt andere Geräusche plötzlich viel lauter erscheinen. Im Allgemeinen ist das eine gute Sache; aber wir hatten einen Fall, bei welcher die Person danach bei der Arbeit Ohrstöpsel benutzen musste, da das Geräusch der Motoren plötzlich viel lauter wahrgenommen wurde. In einem anderen Fall schien der bereits vorhandene Tinnitus plötzlich lauter zu sein.

Suizidgedanken: Wie bei jeder therapeutischen Intervention sollte der Therapeut vorsorglich geschult worden sein, um das Thema der Auslösung von suizidalen Absichten zu erkennen und zu behandeln. Die Regression selbst wird intensive Gefühle hervorrufen, und da eines der möglichen Ergebnisse einer erfolgreichen Behandlung plötzliche Einsamkeit sein kann, besteht danach die Möglichkeit einer suizidalen Absicht. Was die Silent Mind Technique™ betrifft, so gibt es vier Fälle zu betrachten:

1. Jemand, der noch nie suizidgefährdet war. Glücklicherweise haben wir noch nie so einen Klienten in eine Episode verwickelt gesehen. Aber die Menschen sind komplex, und ein Therapeut sollte diesbezüglich immer auf der Hut sein.
2. Der Klient hatte in der Vergangenheit suizidale Gedanken, aber derzeit nicht. Voraussichtlich besteht jetzt dafür ein gewisses Risiko. Es ist jetzt der Ermessungsbereich des Therapeuten gefragt, der abhängig von seiner Ausbildung und der verfügbaren Unterstützung des Klienten ist. Erstens stellt sich die Frage, ob der Therapeut überhaupt mit diesem Klienten arbeiten soll? Wenn ja, wie lange sind die letzten Suizidgedanken her? Die meisten der Therapeuten, mit denen wir zusammenarbeiten, werden diesen Prozess bei jemandem mit einer Suizid-Vorgeschichte nicht anwenden, aber sie werden sie an diejenigen weiterleiten, die dieses tun. Auch hier haben wir noch kein Problem gesehen, aber es sollten noch viel mehr Vorsichtsmaßnahmen getroffen werden als normalerweise.

3. Der Klient ist aktiv suizidgefährdet. Wir raten davon ab, mit diesen Klienten außerhalb einer 24-Stunden-Überwachungseinrichtung zu arbeiten. Die Gefühle während der Regression und danach könnten ihr Suizidproblem verschärfen oder im Extremfall dazu führen, dass sie Suizid begehen. Stattdessen empfehlen wir dem Klienten eine Suizidbehandlung und warten ab, bis sein Verhalten für eine vorbestimmte Zeit in Remission ist.

4. Der Klient hört eine suizidale Stimme, hat aber selber keine suizidalen Gefühle. Wir haben diesen seltsamen Fall schon einige Male erlebt. Glücklicherweise ist die Behandlung einfach. Verwenden Sie die Body Association Technique™, um die suizidale Stimme auszuschalten und schätzen Sie den Klienten neu ein. Natürlich haben solche Fälle ein gewisses Risiko der Fehldiagnose, aber der Therapeut ist normalerweise in der Lage, diese Situation sehr leicht zu erkennen. Wenn die Person noch über Suizidgefühle berichtet, nachdem die Stimme weg ist, behandeln Sie diese wie jeden aktiven Suizidpatienten.

Seien Sie ehrlich zu Ihrem Therapeuten; Sie wollen ihn sicherlich nicht während der Behandlung überraschen.

Mehr Hintergrund: Publizieren der Techniken

Manchmal werden wir gefragt, warum wir unsere detaillierten Prozessschritte zur Heilung pränataler Entwicklungsereignisse nicht veröffentlichen. Selbstverständlich sind die oben genannten Sicherheitsprobleme Teil dieses Grundes - die Nichtfachleute könnten mit der Anwendung beginnen, treffen dann Schmerzen und Leiden an, die sie nicht erwartet haben und bleiben stecken. Und aus der Forschungssicht heraus können wir diesen nicht veröffentlichen Teil der Techniken weiter verbessern, ohne uns Gedanken über weniger effektive oder unerwartete, problematische, „veraltete" Prozesse machen zu müssen. Es erlaubt uns auch, mehr Tests durchzuführen – Therapeuten, die von uns ausgebildet werden, geben uns Feedback, wenn ungewöhnliche Verhalten auftreten, da immer mehr Menschen die Prozesse nutzen, und unser Klinikpersonal kann den Therapeuten und Klienten bei Bedarf unterstützen.

Bücher wie dieses müssen auf einem schmalen Grat wandern - wir wollen, dass dieses Material für Laien, Therapeuten und Forscher lehrreich und nützlich ist, aber nicht so detailliert, dass Laien zum Experimentieren verleitet werden könnten. Es gibt jedoch Ausnahmen. Wir veröffentlichen viele unserer sicheren Nicht-Regressions-Techniken, nachdem sie viele Jahre lang getestet wurden. Zwei davon sind bereits in den Anhängen dieses Buches zu finden.

Klienten, die antipsychotische Medikamente verwenden

Wenn Sie derzeit antipsychotische Medikamente verwenden und sich nach der Behandlung plötzlich gut fühlen, hören Sie bitte nicht auf, Ihre Medikamente weiter zu nehmen.

Dies hat mehrere Gründe. Der wichtigste Grund - Ihre Medikamente können neben den Ribosomalstimmen ein weiteres psychiatrisches Problem abdecken. Das Absetzen der Medikamente kann eine Geisteskrankheit wieder hervorrufen, die durch die Medikamente abgedeckt wurde. Zweitens haben einige dieser Medikamente bösartige Nebenwirkungen, wenn Sie abrupt aufhören, sie zu nehmen.

Was tun, wenn Sie ein Therapeut sind? Erstens ist die Standard-Therapeutenausbildung nicht ausreichend für die Arbeit mit dieser Klientengruppe - Sie brauchen Training und Übung in der Interaktion mit Menschen mit schweren psychischen Erkrankungen, die Antipsychotika einnehmen. Zweitens muss der Therapeut vor, während und nach der Behandlung mit dem Arzt des Klienten zusammenarbeiten. Die Versuchung, die Medikation einfach aufzugeben, wird bei einigen Klienten sehr stark sein - deshalb sollte der Therapeut sich auch bestätigen lassen, dass der Klient einen Termin mit dem Arzt hat, um den Medikamentengebrauch zu überprüfen, nachdem der Klient den „Silent Mind Technique™" Prozess beendet hat.

Denken Sie daran, die Menschen sind wie alte ramponierte Autos - sie können viele Probleme haben!!

Checkliste zur Bewertung der Eignung der Klienten

Was einen akzeptablen Klienten ausmacht, hängt von der Ausbildung des Therapeuten und den Möglichkeiten, die dem Klienten zur Verfügung stehen, ab. Die folgenden Richtlinien sind für niedergelassene Therapeuten in einem typischen Praxisumfeld gedacht und nicht für ein Krankenhaus mit ständigen Pflegeeinrichtungen oder in einer 24-Stunden-Suizidaufsicht. (In diesem Fall gelten viele dieser Einschränkungen nicht mehr.)

Der Klient IST ein idealer Kandidat:

- *Rational:* Der Klient ist sich bewusst, dass er ein Problem mit dem „unfreiwilligen Denken" oder den „Stimmen" hat. Der Klient kann sein Problem mit den Stimmen rational besprechen. Es gibt keine anderen wichtigen Probleme.
- *Zeitbindung:* Der Klient ist bereit, sich zu mehreren Therapiesitzungen und der progressiven Heilung mit diesem Ansatz

zu verpflichten. Die übliche Behandlungszeit beträgt insgesamt 1 bis 9 Stunden.

* *Keine komplizierenden Faktoren:* Abgesehen von den Stimmen oder den Folgen des Hörens von Stimmen hat der Klient keine weiteren erschwerenden Bedingungen.

Der Klient KANN ein geeigneter Kandidat sein:

* *Aktuelle Krise:* Jedes aktuelle Thema muss als erstes behandelt werden.
* *Illegale psychoaktive Medikamente:* Der Klient nimmt derzeit oder kürzlich „Freizeit"-Drogen. Das Hauptproblem ist die Möglichkeit, dass die Drogen andere pränatale Traumata aktiviert haben, welche die Behandlung unwirksam machen könnten. Zudem besteht immer eine (kleine) Chance, dass die Drogen während der Behandlungszeit eine psychotische Störung auslösen können.
* *Psychoaktive Medikamente:* Der Klient verwendet derzeit psychoaktive verschreibungspflichtige Medikamente. Wenn der Arzt des Klienten mit dem Therapeuten bezüglich der Arzneimitteldosierung kooperiert, wäre das in Ordnung. Ansonsten ist der Klient für diesen Prozess NICHT geeignet. Dieses liegt an zwei Hauptproblemen: 1) nur ein Arzt sollte (und kann erlaubterweise) die Dosierung der Medikation ändern, da ein geändertes Medikamentenniveau körperliche Auswirkungen haben kann und 2) wenn die Medikation beendet wird, haben einige Klienten weitere ernste psychiatrische Probleme, die auftauchen können.
* *Spirituelle Notfälle:* Sie befinden sich derzeit in einem spitituellen Notzustand oder hatten kürzlich einen solchen. Dies muss von Fall zu Fall geprüft werden.
* *Paranoid:* Wir empfehlen, nicht mit Klienten zu arbeiten, die paranoid sind. Die Entscheidung, mit ihnen zu arbeiten, basiert darauf, ob sich der Klient wegen den Stimmen paranoid fühlt oder ob das Verhalten auf einen anderen Grund zurückzuführen ist.
* *Aktuelle oder vergangene Behandlungen für jegliche psychiatrische Störung:* Dies hängt vom Urteilsvermögen und der Ausbildung des Therapeuten ab.
* *Depressionen:* Sie befinden sich derzeit in einer Depression oder hatten eine Vorgeschichte mit Depressionen. Der Therapeut muss auf Suizidthemen achten, die der Klient nicht bereits früher angesprochen hat.

- *Angst oder Zwangsstörung:* Die Regressionstherapie ist bei diesen Patienten schwierig anzuwenden und birgt das Potential, ihre Situation vorübergehend zu verschlimmern.
- *Bewerten Sie den Inhalt der Stimmen:* Sagen die Stimmen dem Klienten, dass er „schlechte Dinge" tun soll und wenn ja, ist der Klient geneigt, dies zu tun? Wenn ja, kann dies auf grundlegende Verhaltensprobleme hinweisen, die über das hinausgehen, wofür Sie kompetent oder bereit zu behandeln sind.
- *Alle Rechtsfragen, die noch offen sind:* Dies bedeutet, Gerichtstermine, Sorgerechtsfragen oder andere unvermeidliche Unterbrechungen in der Behandlung. Die Klienten sind verpflichtet, diese Themen vollständig offenzulegen, und wenn sie es nicht tun, ist der Therapeut nicht verpflichtet, als Zeuge in einem Gerichtsverfahren, welches die Krankheit des Klienten betrifft, auszusagen. Dies liegt daran, dass der Therapeut die nötige Sorgfalt walten ließ, während der Klient die geforderten Informationen nicht weitergegeben hat.
- *Klopftherapien wirken nicht auf den Klienten:* Klopftherapien sind die einfachste und schmerzloseste aller Therapien. Wenn diese beim Klienten nicht funktionieren, muss der Therapeut in anderen Traumatherapien wie EMDR oder WHH geschult werden und der Klient muss darüber informiert werden, was ihn da erwartet.
- *Minderjährige mit Vormund:* Hat der Klient einen gesetzlichen Vormund oder ist er in sonstiger Weise nicht in vollem Umfang für sich selbst verantwortlich, so ist eine Genehmigung erforderlich.

Der Klient ist KEIN geeigneter Kandidat:
- *Suizid:* Arbeiten Sie unter keinen Umständen mit einem Klienten, der aktiv suizidgefährdet ist. Wenn er in der Vergangenheit Suizidversuche unternommen hat oder dies plant, braucht der Therapeut eine angemessene Ausbildung und die Unterstützung des Klienten.
- *Selbstverstümmelung (Schneiden, Brennen etc.):* Das Problem ist, dass sich der Klient während der Behandlung versehentlich verletzen oder umbringen kann.
- *Derzeit wahnhaft:* Dieser Regressionsprozess ist für Klienten gedacht, die Stimmen hören, aber trotzdem den Anweisungen des Therapeuten folgen können. Klienten müssen in der Lage sein, Einsicht in die Natur ihres Zustandes zu zeigen, z.B. erkennen, dass die „Stimmen" Teil ihres Zustandes sind und nicht von echten Menschen oder „Entitäten" verursacht werden.

- *Paranoid:* Wenn ein Klient paranoide Wahnvorstellungen erlebt, muss er in der Lage sein, diese als wahnhaft zu identifizieren. Zum Beispiel wären Klienten, die möglicherweise den Therapeuten und den Prozess in ihre paranoiden Vorstellungen einbeziehen, keine akzeptablen Kandidaten. Oder der Klient glaubt, dass die Stimmen ihm Anweisungen geben, denen er zu gehorchen hat, dann wären diese Klienten ebenfalls keine guten Kandidaten.

- *Gewalt:* Für die Sicherheit des Therapeuten ist dieses Verfahren nicht geeignet für Klienten, die eine Vorgeschichte von Gewalt haben.

- *Körperliche Probleme (Herzleiden, schwere Lungenerkrankungen wie Asthma bei früheren Krankenhauseinweisungen, Alkohol- oder Drogenabhängigkeit, Epilepsie):* Der Klient muss über lebensbedrohliche körperliche Probleme berichten, die erneut durch die Aktivierung starker Gefühle ausgelöst werden können.

Wie wär's mit Selbsthilfe?

Wie wäre es, wenn Sie an sich selbst psychoimmunologische Regressionstechniken anwenden würden? Sie müssen mit einem ausgebildeten Therapeuten zusammenarbeiten, falls Probleme auftreten. Warum? Nun, beim Herausschneiden des eigenen Blinddarms könnte alles gut gehen - aber wenn die Dinge schiefgehen, wird Ihnen das Wissen, das Sie nie gelernt haben, nicht helfen können. Falls Sie in eine Krise geraten, von wo wollen Sie denn Hilfe holen? Die meisten Therapeuten werden nicht bereit sein, sich wie eine Notfallstation im Krankenhaus zu verhalten, vor allem nicht mit einer leistungsfähigen und unbekannten Technik.

Wie wäre es mit einigen anderen Prozessen in diesem Buch, die nicht zu den Regressionsprozessen gehören wie „Body Association Technique™" oder „Sippenblockade"? Zumindest am Anfang sollten Sie mit einem Therapeuten zusammenarbeiten, während Sie diese Techniken erlernen. Das hat zwei Gründe: Erstens werden Sie von jemandem unterrichtet, der Erfahrung hat und Ihnen zeigen wird, wie man es richtig macht, falls Sie Fehler machen. Noch wichtiger ist, wenn man diese Techniken anwendet und in Schwierigkeiten gerät - und manche Personen werden es - hat man jemanden, der einen kennt, der weiß, was man getan hat und der in einer Krisensituation einspringen kann. Die Suche nach jemandem, der Ihnen in einer Krise helfen kann, wenn Sie sich bereits in einer befinden, ist eine schlechte Idee - Sie müssen bereits mit einem Experten zusammengearbeitet haben, der dieses Material kennt, Sie kennt und weiß, was bei Problemen zu tun ist.

Das „Sofort Experte"-Verhalten

Überraschenderweise werden einige Menschen nach der Behandlung nach Hause gehen und versuchen, ihre Partner, Kinder, Verwandten, Freunde oder Klienten zu behandeln. Irgendwie denken sie, dass sie einfach Jahre der Ausbildung und des Praktikums als Trauma-Therapeut überspringen können. Dies kann manchmal geschehen, weil die Dinge, als sie ihre Behandlung erhielten, entweder sehr leicht funktionierten oder ihr Therapeut war so geschickt wie ein Mechanikermeister, bei dem alles einfach aussieht. Ein weiteres Problem kann auftreten, weil die meisten Menschen nicht glauben, dass die Therapie irgendwelche Risiken oder Probleme haben kann - schließlich denken sie: „Wir reden nur, es ist keine Operation". Dies ist jedoch nicht der Fall! Sie arbeiten hier mit der Änderung Ihrer internen immunologischen Reaktion und das verdient Ihren Respekt in der gleichen Weise wie ein verschreibungspflichtiges Medikament oder ein chirurgischer Eingriff.

Leider ist das „Sofort Experte"-Verhalten auch im Therapieberuf endemisch. Viele Menschen machen eine Bekanntschaft mit einer Technik oder lesen ein Buch und stellen sich danach als Experte in die Öffentlichkeit. Woran erkennt man, ob man mit einem Therapeuten arbeitet, der unzureichend oder gar nicht ausgebildet ist? Zuerst fragen Sie ihn, woher er die Ausbildung in dieser Technik hat. Zweitens wird ein legitimer Therapeut Sie sowohl eine Einverständniserklärung als auch einen Haftungsausschluss lesen und unterschreiben lassen. Wenn nicht, ist etwas nicht in Ordnung und Sie sollten ernsthaft in Erwägung ziehen, einen anderen Therapeuten zu finden. In den meisten Ländern ist es gesetzlich vorgeschrieben, dass der Therapeut Ihnen eine Einverständniserklärung aushändigt. Wenn möglich sollten Sie sich einen Trauma-Therapeuten suchen - diese Spezialisierung ist etwas anders als die Beratung von Paaren. Und schließlich sollten Sie, wie im letzten Kapitel besprochen, nach einer „Bezahlen für Ergebnisse"-Vereinbarung fragen.

Täuschende Werbung

Eine weitere Herausforderung, die im Therapiebereich (eigentlich in vielen Unternehmen) auftritt, ist die Werbung für eine Sache, aber die Lieferung von etwas anderem. Dieses geschieht, weil eine Person einen bekannten, populären Techniknamen verwenden kann, um Klienten anzuziehen. Aber stattdessen tun sie, was sie wollen und vermeiden das lästige Problem, sich ausbilden zu lassen. Zum Beispiel, wenn jemand sagt, dass er NLP und EFT benutzt, bedeutet das heutzutage nichts mehr, weil die Techniknamen nicht geschützt sind und so mancher skrupellose Therapeut macht einfach, was er will. Dies steht im Gegensatz zu EMDR, das ein

Markenzeichen ist und ein hohes Maß an Professionalität und Ausbildung aufrechterhält.

Aus Sicherheitsgründen sollte natürlich nur ein in diesen Techniken ausgebildeter Therapeut, sie anwenden. Als Klient und informierter Verbraucher sollten Sie überprüfen, ob der Therapeut über eine angemessene Ausbildung verfügt.

Eine weitere, viel einfachere Möglichkeit, dieses ganze Problem zu vermeiden, besteht darin, nur mit einem Therapeuten zusammenzuarbeiten, der „Bezahlen für Ergebnisse" anwendet. Wenn es während der Behandlung nicht gelungen ist, die vorgegebenen Ziele zu erreichen, dann gibt es mit anderen Worten dafür kein Honorar. Offenbar bedeutet ein Vorgehen wie dieses, dass Ihr Therapeut ziemlich sicher ist, dass seine Behandlung funktionieren wird!

Risiken bei der Forschung

Ich habe eine Weile überlegt, ob ich dieses Thema aufnehmen soll. Der Grund ist - Menschen, die über Forschungsrisiken lesen, verwechseln diese mit den Risiken der Behandlung der Klienten. Im Grunde ist es so, als würde man über Medikamententests an unglücklichen Versuchstieren lesen, dies aber mit dem Kauf einer Flasche Pillen in der Apotheke verwechseln. Trotzdem habe ich mich schließlich entschlossen, diese Risiken aufzunehmen, weil das Thema darin besteht, dass einige Personen sofort an sich selbst oder noch schlimmer, an anderen experimentieren wollen, ohne zu wissen, dass dies schädlich sein kann. Schließlich denken sie: „Das ist nur eine Art psychologisches Zeug und so etwas anzuwenden kann mir nur helfen, ein besserer Mensch zu sein". Nun, das mag wahr sein, wenn Sie mit Ihrer Lieblingstante über Ihre persönlichen Schwierigkeiten sprechen, aber es ist nicht wahr, wenn Sie das Innere Ihrer Zellen verändern, mit all den unfreiwilligen Reaktionen einer Homöostase und Parasitenproblemen, die damit verbunden sind.

Die Entwicklung neuer effektiverer Heilmethoden, Prozesse für Spitzenbewusstseinszustände oder Krankheitsbehandlungen beinhaltet daher die Erforschung bisher unentdeckter Bereiche der Psyche und der Biologie des Bewusstseins. So kann es Gefahren und Probleme geben, die noch nie zuvor aufgetreten sind (oder wenn sie aufgetreten sind, unerkannt blieben). Lassen Sie mich es in weniger formale Worte fassen, damit Sie es wirklich verstehen: Die Forschung in der subzellulären Psychobiologie kann gefährlich sein, es braucht eine Menge Tests über eine lange Zeit und Sie können erwarten, dass Ihre Mitarbeiter verletzt oder sogar getötet werden. Das liegt daran, dass wir mit den gleichen zugrundeliegenden Mechanismen arbeiten, die unwissentlich dazu führen, dass normale Menschen krank werden oder ins Krankenhaus gehen; und dieselben Probleme können bei dieser Art von Forschung durch Zufall ausgelöst werden. Und jetzt das Positive – ist die Forschung beendet, dann können diese Methoden Wunder vollbringen.

Forschungsprüfprotokolle am Institut

Um die Risiken zu minimieren, die mit der Erforschung und Entwicklung neuer Verfahren und Techniken verbunden sind, hat das „Institute for the Study of Peak States" mehrere Vorsichtsmaßnahmen getroffen. Diese Vorsichtsmaßnahmen können in drei verschiedene Risikostufen eingeteilt werden, je nach dem Maß, in welchem Sie mit dem Institut zusammenarbeiten - Forschung, Berufsausbildung oder Klienten. In der kleinen Forschungsgruppe des Instituts wird zunächst neues Material entwickelt und getestet, wobei besonderes Augenmerk auf das Auffinden von Sicherheitsproblemen gelegt wird. Danach wird das neue Verfahren an einer größeren Anzahl von hochqualifizierten, vom Institut zertifizierten Therapeuten getestet, was die Wahrscheinlichkeit erhöht, Probleme, die in seltenen Fällen bei Menschen aufgrund ungewöhnlicher Situationen auftreten, aufzuspüren. Angesichts der Effektivität und fehlender Probleme wird der Prozess dann vorsichtig an freiwilligen Therapeutenauszubildenden oder bei seltenen Krankheiten an freiwilligen Patienten, die direkt mit dem Forschungspersonal zusammenarbeiten, getestet.

Diese Teststruktur kann als eine Wiederholung mit sequentiellen Gruppen von Freiwilligen visualisiert werden (siehe Abbildung 6.1). Das Forschungsteam ist die kleinste Testgruppe; sobald sie der Meinung sind, dass der Prozess bereit ist, beginnt das Testen mit einer größeren Gruppe von am Institut ausgebildeten Therapeuten. Sobald alle neu auftretenden Probleme gelöst sind, beginnt das Testen mit der noch größeren Gruppe der Klienten. Im Durchschnitt dauert die Sicherheitsprüfung 2 Jahre, nachdem das Verfahren entwickelt und von der Forschungsgruppe als effektiv und sicher eingestuft wurde. Erst dann wird der Prozess an private Therapeuten, (die vom Institut ausgebildet und zertifiziert sind), zur Anwendung bei Klienten freigegeben.

Wir verfügen über ein weiteres leistungsstarkes Sicherheits- und Effektivitäts-Feedback-System, das für das Institut einzigartig ist. Da alle unsere Kliniken und privaten, zertifizierten Therapeuten sich darauf einigen, nur „Bezahlen für Ergebnisse" einzusetzen, erhält das Institut sofort oder langfristig Feedback, wenn ein Prozess nicht funktioniert oder irgendwelche Probleme auftreten und zwar in diesem Fall von den Klienten, die ihr Geld zurückhaben wollen. Dies gibt den Klienten einen echten Anreiz, sich bei Problemen mit unseren Kliniken oder ihrem privaten Therapeuten in

Verbindung zu setzen und motiviert die privaten Therapeuten finanziell, uns auf dem Laufenden zu halten, falls ihre Klienten wiederkommen.

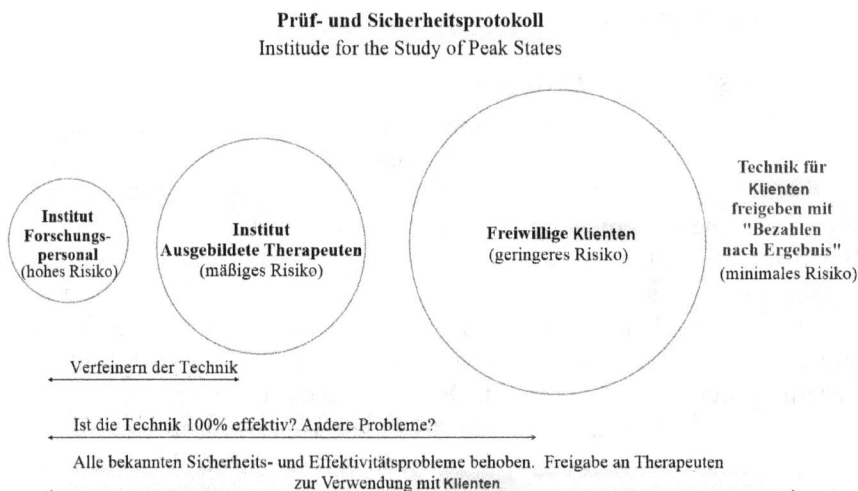

Prüf- und Sicherheitsprotokoll
Institude for the Study of Peak States

Institut Forschungs- personal (hohes Risiko)	**Institut** Ausgebildete Therapeuten (mäßiges Risiko)	**Freiwillige Klienten** (geringeres Risiko)	Technik für Klienten freigeben mit "Bezahlen nach Ergebnis" (minimales Risiko)

Verfeinern der Technik

Ist die Technik 100% effektiv? Andere Probleme?

Alle bekannten Sicherheits- und Effektivitätsprobleme behoben. Freigabe an Therapeuten zur Verwendung mit Klienten

Bild 6.1: Ein Diagramm von Testprotokollen für psychobiologische Techniken. Von außen nach innen: Forschungspersonal (sehr hohes Risiko); vom Institut ausgebildete niedergelassene Therapeuten (mittleres Risiko); freiwillige Klienten (geringeres Risiko).

Risikomanagement für die Freiwilligen des Instituts für klinische Forschung

Die Patienten, die freiwillig neue klinische Projekte zur Behandlung bestimmter Krankheiten (Autismus, Diabetes usw.) testen, haben ihre eigenen individuellen Haftungs- und Risikoformen, je nachdem mit welcher Krankheit wir arbeiten. Wir verwenden das Stanford University Format für die Offenlegung von Risikoformen, die an unsere Verfahren angepasst sind (nicht physisch invasiv, keine Medikamente usw.). Das Risiko für die Klienten, die die Arbeit ausführen, ist relativ gering, da wir (in den meisten Fällen) Techniken anwenden, die wir in anderen Umgebungen ausgearbeitet haben; und die Kliniktherapeuten sind sehr gut ausgebildet, mit fortgeschrittenen Fähigkeiten und arbeiten direkt mit dem Forschungsteam zusammen. Wir geben den Prozess in der Regel als Produkt an die Kliniken des Instituts weiter, nachdem etwa 10 Klienten ohne Probleme behandelt wurden. Nach ca. 2 bis 4 Jahren interner Erfahrung mit einem Prozess geben wir diesen in der Regel an unsere niedergelassenen, zertifizierten Therapeuten weiter. Gegebenenfalls hinkt die allgemeine Veröffentlichung noch ein paar Jahre hinterher, um uns mehr Zeit zum Testen zu geben und weil wir auch oft mit dem Schreiben eines neuen Buches beschäftigt sind, wozu wir oftmals Monate benötigen.

Sicherheitshinweise und das Therapeuten-Support-Forum

Im Laufe der Zeit stellten wir gelegentlich fest, dass ein Prozess, der bei internen Tests keine Probleme vorwies, beim Testen von größeren Gruppen für einige der Personen ein Problem aufweisen konnte. Um dem entgegenzuwirken, haben wir im Jahr 2006 eine E-Mail-Gruppe eingerichtet, damit Sicherheitswarnungen gemacht werden können. In den folgenden Jahren erhielten wir drei Sicherheitswarnungen für Prozesse, die den Therapeutenauszubildenden weitergeleitet wurden. Im Jahr 2012 haben wir auf ein Online-Forum-Format für Sicherheitswarnungen umgestellt. Wenn Sie ein ehemaliger oder gegenwärtiger Student des Instituts sind und das gelehrte Material weiterhin verwenden, empfehlen wir Ihnen dringend, sich im Therapeutenforum des Instituts anzumelden.

Wenn Sie ein Absolvent unserer Grundausbildung Whole-Hearted Healing®Therapie oder PeakStates® sind, empfehlen wir Ihnen dringend, sich für unser Diskussionsforum unter www.PeakStates.com anzumelden. Das gibt uns die Möglichkeit, neue Sicherheitswarnungen zu versenden, Sie über Aktualisierungen der Technik oder Prozessänderungen zu informieren, neue Informationen zu erhalten, Fragen zu stellen oder Erfahrungen auszutauschen und Ihre beruflichen Fähigkeiten zu verbessern. Das öffentliche Forum enthält auch aktuelle Informationen und ist auf der Webseite abrufbar.

Lernen Sie das Team kennen - Samsara Salier

Samsara schreibt: „Ich wurde 2005 in Grants Buch „Peak States of Consciousness" eingeführt und wurde sehr bald darauf der erste „offiziell" zertifizierte Absolvent des „Institute for the Study of Peak States". Mit meinem Hintergrund von „Rebirthing" schien diese Arbeit der nächste Schritt zu sein, um die Geheimnisse der Gesundheit und des Wohlbefindens zu lüften."

„Da ich das Gefühl hatte, dass meine fortgeschrittenen Fähigkeiten nicht so gut waren, wie sie sein könnten, entschied ich mich, das Institut zu unterstützen, indem ich einen Großteil der Verwaltungsarbeit hinter den Kulissen mit unseren Studenten und Absolventen auf der ganzen Welt leistete".

„Obwohl die letzten 10 Jahre der Forschung mit Versuch und Irrtum, Frustration und manchmal Schmerz gefüllt waren, habe ich mich dort eingeklinkt, da mich das Versprechen, zu einer neuen Weltordnung beizutragen, angelockt hat. Die Durchbrüche, die wir auf diesem Weg gemacht haben, machen es wertvoll. Wir sind jetzt (hoffentlich... wie oft haben wir das schon gehört?) kurz davor, unser Humanitätsprojekt in die Tat umzusetzen. Hier gibt es Hoffnung!"

Schlüsselpunkte

- Alle Klienten sollten vor Beginn einer Traumatherapie eine Einverständniserklärung lesen und unterzeichnen.
- Traumatherapien lösen schmerzhafte Emotionen und Empfindungen aus. Einige Therapien sind weniger schmerzhaft als andere, obwohl dies auch von dem jeweiligen Trauma-Erlebnis abhängt. Am schnellsten und am wenigsten schmerzhaft sind die Meridian-Therapien.
- Einige psychobiologische Techniken sind im Wesentlichen schmerzlos, aber im Umfang begrenzter als Traumatherapien. Die Body Association Technique™ ist eine davon.
- Das Eliminieren aller Stimmen einer Person verursacht manchmal Einsamkeit. Für manche Menschen können ihre Stimmen, so schrecklich sie auch sein mögen, Gesellschaft bedeuten und einen Mangel an menschlicher Zuwendung in ihrem Leben kompensieren.

- Die Eliminierung der Ribosomalstimmen mit der Body Association Technique™ entfernt auch traumatisch induzierte sexuelle Gefühle. Dies kann zu Problemen innerhalb intimer Beziehungen führen.
- Eine Person immun gegen den Borgpilz zu machen, kann manchmal dazu führen, dass deren Partner das Gefühl hat, dass die Person nicht mehr emotional mit ihm verbunden ist.
- Klienten, die derzeit suizidgefährdet sind, sollten nicht mit der Behandlung beginnen, da dies ihr Problem verschlimmern könnte.
- Manche Menschen hören suizidale Stimmen, sind aber selbst nicht suizidal.
- Klienten, die antipsychotische Medikamente einnehmen, sollten ihre Medikamente nur unter ärztlicher Aufsicht absetzen. Die Medikamente können weitere Themen außer den Stimmen unter Kontrolle halten.
- Wir empfehlen diese Techniken nicht zur Selbsthilfe.
- Potenzielle Klienten sollten auf Therapeuten ohne entsprechende Ausbildung achten. Therapeuten zu finden, die „Bezahlen für Ergebnisse" anbieten, ist eine Möglichkeit, gut ausgebildete Therapeuten zu finden.
- Die Forschung in der subzellulären Psychobiologie ist potentiell gefährlich. Um neue Prozesse für die Öffentlichkeit nutzbar zu machen, sind umfangreiche Tests erforderlich.

Empfohlene Literatur

Sicherheitsprobleme bei pränataler Regression oder Interaktion mit der Primärzelle:

- *Peak States of Consciousness, Volume 2* (2008) von Grant McFetridge und Wes Geitz. Siehe Anhang A für Sicherheitsfragen mit Regression und Kapitel 8 und Anhang F für die Beschreibung von pränatalen Entwicklungsereignissen.
- *Subcellular Psychobiology Diagnosis Handbook* (2014) von Grant McFetridge. Siehe Kapitel 2 und 5 für Parasitenprobleme und Kapitel 6 für Sicherheitsprobleme.

Suizidthemen:

- *Therapeutic and Legal Issues for Therapists Who Have Survived a Client Suicide* (2005) von Kayla Weiner ed.
- *Applied Suicide Intervention Skills Training (ASIST)* für erste Hilfe bei Suizid.

- IMPACT Schulungsworkshops mit Dr. Iain Bourne. Was diese Trainings für Suizid und psychische Erkrankungen ungewöhnlich nützlich macht, ist die Praxis des Rollenspiels in den Kursen.

Kapitel 7

Andere Töne im Kopf

In diesem Kapitel behandeln wir alle anderen (glücklicherweise seltenen) Mechanismen, von denen wir wissen, dass sie stimmähnliche Phänomene auslösen können. Das sind die „telepathischen" Stimmen, die „Reporter"-Stimme und die „Ein-Satz"-Stimme. Im Anschluss daran diskutieren wir, wie sich gedankliche Selbstgespräche von Ribosomalstimmen unterscheiden, was sie verursacht und wie sie behandelt werden können.

Wir werden auch kurz einige andere Phänomene erwähnen, die Klänge im Kopf erzeugen können. Das häufigste davon ist das, was wir „Sound-Loops" (Klangschleifen) nennen - dies wird als Wiedergabe von Klängen, Liedern oder Stimmen erlebt, die man im Laufe seines Lebens gehört hat. Von den meisten Menschen ignoriert, kann dies für einige ein ernstes Thema sein. Diese Playbacks werden tatsächlich durch die Wechselwirkungen zwischen dem Verstand und einem parasitären Amöbenorganismus innerhalb des Nukleus der Primärzelle verursacht.

Wir beenden das Kapitel mit einer kurzen Erwähnung von Tinnitus und wie er zumindest in einem Fall indirekt durch eine bakterielle Erkrankung verursacht wird, die im Zytoplasma lebt. Wir werden auch drei sehr seltene Spitzenfähigkeiten erwähnen, die stimmliche Aspekte haben - das Hören des „Dreifachhirns", das Hören des planetarischen Bewusstseins von Gaia und das Hören der Toten.

Es ist eine seltsame und erstaunliche Welt in den winzigen Bereichen innerhalb der Primärzelle.

Andere stimmähnliche Krankheiten

Wie wir gesehen haben, sind Ribosomalstimmen in fast jedem von uns, entweder in ihrer gedämpften „gedankenähnlichen" Form oder in ihrer lauten, aufdringlichen Form. Das ist also in der Regel das Thema, mit dem die Klienten konfrontiert werden. Es gibt jedoch einige Ausnahmen. Im Laufe der Jahre haben wir eine kleine Handvoll anderer Klienten erlebt, die ein zweites, völlig unabhängiges stimmliches Thema hatten. Und meistens war ihr seltsamer Stimmen-Typ ihre primäre Beschwerde. Auf den folgenden Seiten beschreiben wir die drei verschiedenen Typen, die wir erlebt haben.

Aber bevor wir weitergehen, denken Sie daran, dass diese anderen stimmlichen Themen im Gegensatz zu den Ribosomalstimmen selten sind. Wir haben nur eine kleine Handvoll von ihnen erlebt. Glücklicherweise ist jeder Typ deutlich anders, so dass ein Therapeut sie sofort erkennen kann, bevor er Zeit mit vergeblichen Behandlungen vergeudet. Nur in einem Fall hatten wir einen Behandlungserfolg, der überraschenderweise durch den gleichen Körperhirnassoziationsansatz wie bei den Ribosomalstimmen erreicht wurde.

Zu wissen, dass es diese anderen subzellulären Krankheiten überhaupt gibt, ist die halbe Miete. Wir hoffen, dass diese Beschreibungen andere anspornen, die damit verbundenen Krankheiten zu verstehen und Behandlungen zu entwickeln.

Telepathische Stimmen

Im Jahr 2010, als ich Freunde in Kalifornien besuchte, hatte ich das Vergnügen, eine Frau zu treffen, die eine ambulante Betreuungseinrichtung für psychisch kranke Klienten leitete. Jahre zuvor hatte sie schrecklich unter schizophrenen Stimmen gelitten und obwohl sie immer noch das Stimmenproblem hatte, konnte sie inzwischen im Leben normal funktionieren. Sie war bemerkenswert und bewegte sich durch ihren Tag in der Einrichtung mit Freundlichkeit und Mitgefühl für andere, die ebenfalls litten. Wir unterhielten uns ein wenig und sie meldete sich freiwillig, um zu sehen, ob ich ihre Stimmen entfernen könnte.

Meine Techniken bewirkten bei ihr keinen Unterschied im Vergleich zu vorher.

Es stellte sich heraus, dass sie nicht an Ribosomalstimmen litt. Stattdessen erlebte sie ihre Stimmen eher wie Telepathie. Sie hatte eine Reihe dieser telepathischen Präsenzen und im Gegensatz zu Ribosomalstimmen bewegten sich diese im Raum um ihren Körper herum und sie hatten keinen festen Emotionalton. Offensichtlich hatte das, was dieses Problem verursachte, nichts mit Ribosomen in dem ER zu tun.

Nun, da wir wussten, wonach wir suchen sollten, hatten wir bald eine weitere Person mit dem gleichen „Telepathie"-Problem gefunden. Da wir jedoch nur noch selten mit schwer psychisch Kranken arbeiten, wissen wir nicht, ob das Thema in dieser Gruppe häufiger vorkommt oder ob es schwerwiegendere Symptome verursacht. Diese telepathischen Stimmen sind nicht irgendeine Art von Wahnvorstellung - stattdessen wissen wir, dass sie subzelluläre Parasiten mit der Fähigkeit sind, sich innerhalb der Primärzelle zu bewegen, aber wo genau sie leben und welche Art von Krankheit sie auslösen, das wissen wir noch nicht.

Differentialdiagnose:
Beachten Sie, dass es für Menschen möglich ist, sowohl die Ribosomalstimmen als auch die seltenen telepathischen Stimmen zu haben.

Telepathische Stimmen: Der Klient sagt, dass sie nicht wie das Hören von Stimmen seien, sondern wie Gedankenlesen; sie bewegen sich im Raum und sie haben keinen festen Emotionalton. Diese Art von Stimme ist in der allgemeinen Bevölkerung weit weniger verbreitet.

Ribosomalstimmen: Im Gegensatz dazu klingen sie wie echte Menschen, die sprechen, schweigen oder Geräusche machen können, sind im Raum fixiert und haben einen festen Emotionalton. Dies ist ein sehr häufig auftretendes Thema.

Eine leidenschaftslose „Reporter"-Stimme

Hierbei berichtet eine Person, dass sie eine emotionslose Stimme hat, die wie ein Nachrichtensprecher ständig berichtet, was in ihrem Leben geschieht. Ich habe dieses Problem nur dreimal festgestellt; einmal bei einem Klienten, der ein normales Leben führte, aber von der Stimme geplagt wurde und zweimal bei Therapeuten. Daher ist es angesichts der Anzahl der Stimmen, die ich erlebt habe, unwahrscheinlich, dass es sich um ein sehr häufiges Problem handelt. Für den einen war es ziemlich beunruhigend, für die anderen beiden war es etwas, woran sie gewöhnt waren - wenn auch ärgerlich. Dem Test nach war es keine Ribosomalstimme und ehrlich gesagt habe ich keine Ahnung, was sie verursacht oder wo sie sich in der Primärzelle befindet. Ein Klient berichtete, dass es sich anfühlte, als würde es aus dem Zentrum seines Selbst sprechen und nicht aus einer peripheren Umgebung.

Behandlung:
Wir waren in der Lage, dieses Thema bei zwei Personen zu behandeln. Beginnen Sie, indem Sie alle ihre Körperhirnassoziationen zu diesem „emotionslosen" Gefühl der Stimme beseitigen. Es gab mehrere Körperhirnassoziationen (in einem Fall 5) und in dem Maße, in dem sie geheilt wurden, fingen die Worte der Stimme an, wie eine schlechte Telefonverbindung mehr und mehr auszufallen. Wenn alle Körperhirnassoziationen behandelt sind, heilen Sie die Generationstraumata der Vorfahren, die auch dieses Problem hatten. Dieser Prozess beseitigte das Problem vollständig und die Personen berichteten, dass die Änderungen stabil geblieben waren, als wir sechs Monate später zurückkamen.

Natürlich ist dies keine gut ausgetestete Behandlung. Wenn Sie eine Behandlung benötigen, arbeiten Sie nur mit einem ausgebildeten Therapeuten zusammen, der alle ungewöhnlichen oder unerwarteten Probleme lösen kann.

Differentialdiagnose:
Beachten Sie, dass es für Menschen möglich ist, sowohl die Ribosomalstimme als auch die leidenschaftslose „Reporter"-Stimme zu haben.

Leidenschaftslose „Reporter"-Stimme: Es gibt nur eine dieser Stimmen in einer Person. Sie hat keinen Emotionalton. Es fühlt sich an, als wäre sie in der Mitte des Körpers. Die Stimme ist kontinuierlich, hört aber auf, wenn die Person kurz vor dem Einschlafen ist (da es anscheinend nichts mehr zu berichten gibt). Die Eliminierung nur einer einzigen Körperhirnassoziation wird diese Art von Stimme nicht entfernen.

Ribosomalstimmen: Im Gegensatz dazu gibt es in der Regel mehrere Stimmen mit jeweils einem eigenen Emotionalton. Der Inhalt der Stimmen ist breit gefächert, genauso wie zufällige Personen in einer Bar etwas anderes sagen können, nichts sagen oder einfach nur Geräusche wie ein Grunzen machen, anstatt zu reden. Diese Stimmen hören nicht unbedingt auf, auch wenn ein Mensch erschöpft ist und schlafen will.

Eine schimpfende „Ein-Satz"-Stimme

Hier ist ein weiteres seltenes, eher bizarres Stimmenproblem, das wir nur zweimal erlebt haben, einmal bei einem schwer psychisch kranken Klienten und das andere Mal bei einem Therapeuten. Die Person hört eine Stimme, die sie immer mit dem gleichen kurzen Satz beschimpft, zum Beispiel: „Du bist ein Idiot!" Die Stimme sagt immer wieder dasselbe wie ein trainierter Papagei und sie kann sich dabei im Körper bewegen. Die Stimme hat einen konsistenten, negativen Emotionalton, als ob sie tatsächlich jemanden beschimpfen würde.

Wir verfolgten die Stimme zu einem Bakterium, das in der Lage war, sich in einem kleinen offenen Bereich innerhalb des Nukleolus (der nuklearen Vakuole) zu bewegen. Wie dieses parasitäre Bakterium in der Lage ist, eine Stimme zu erzeugen und warum sie so ist, als ob jemand flucht (bei den Personen, die wir damit erlebt haben), wissen wir nicht. Wir haben noch keine Behandlung dafür.

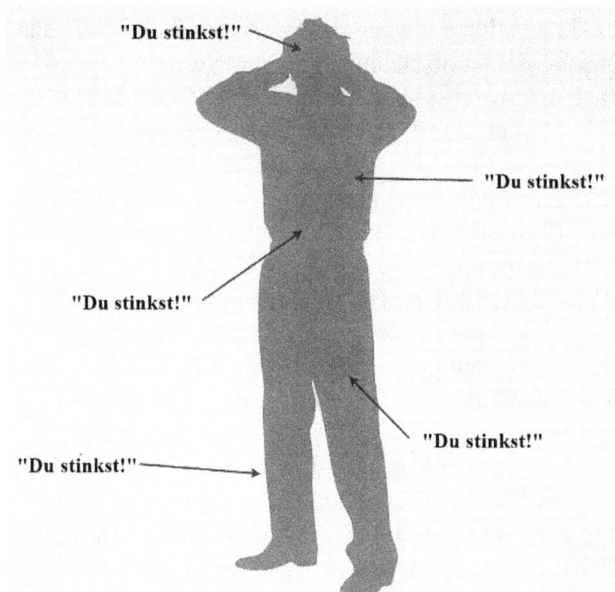

Bild 7.1: Eine schimpfende „Ein Satz"-Stimme.

Differentialdiagnose:
Beachten Sie, dass es für Menschen möglich ist, sowohl die allgemeine Ribosomalstimme als auch die seltene „Ein-Satz"-Stimme zu haben.

„Ein-Satz"-Stimme: Der verbale Inhalt ist auf einen Satz oder manchmal zwei Sätze beschränkt. Sie bewegt sich im Inneren des Körpers in der Regel im Rumpf und nicht im Kopf. Sie hat einen fixen Emotionalton. Es gibt meistens nur eine Stimme dieser Art in einer Person.

Ribosomalstimmen: Im Gegensatz dazu können sie jeden verbalen Inhalt haben, den eine Person kennt und wie echte Menschen ändert sich der Inhalt im Allgemeinen mit der Zeit. Jede Stimme hat ihren eigenen Emotionalton und jede Stimme hat einen festen Platz im Raum, im Kopf oder außerhalb des Körpers oder beides. Es gibt normalerweise viele Stimmen in einer Person.

Selbstgespräche führen

Bei der Arbeit mit Klienten gibt es ein weiteres Thema, welches mit Ribosomalstimmen verwechselt werden kann. Wir nennen dieses Problem Selbstgespräche führen oder Gedankengespräche. Dabei reden die Menschen einfach still mit sich selbst und nicht mit anderen Menschen. Das unterscheidet sie von den Ribosomalstimmen, weil dieses Gedankengespräch genau das Gleiche ist, als ob sie laut sprechen würden, außer dass es innerlich mit sich selbst im Stillen abläuft. Für die meisten Menschen ist das kein Thema und sie können den Unterschied zwischen den beiden Phänomenen erkennen, da es sich um eine freiwillige Aktion handelt, die unter ihrer Kontrolle steht, wie wenn man selbst übt, was man sagen will. Eine Variante ist, wenn man für sich selbst singt oder summt. Um ein Gefühl für den Unterschied zu bekommen, stellen Sie sich vor, Sie sind wieder in der Grundschule und stehen auf der Bühne der Schulaula. Die Ribosomalstimmen sind genau wie Menschen, die im Publikum sprechen. Das gedankliche Selbstgespäch verhält sich indes so, als ob Sie selber auf der Bühne sprechen. Nachdem die Ribosomalstimmen entfernt sind, ist es genau so, als hätte jeder das Gebäude verlassen und Sie sind ganz allein auf der Bühne und können eine Nadel fallen hören. Wenn Sie sich entscheiden zu sprechen, sind Sie immer noch in einer stillen, leeren Aula.

Einige Personen sprechen jedoch eher zwanghaft mit sich selbst und wenn ihre Ribosomalstimmen weg sind, reden sie weiterhin immer noch mit sich selbst. Dieses Thema wird fast immer durch ein einfaches Trauma verursacht. Im Wesentlichen versucht der Klient immer noch, mit einer anderen Person mit dem gleichen Emotionalton zu sprechen, den er einmal gehabt hatte. Eine etwas indirektere traumatische Ursache tritt auf, wenn der Klient Selbstgespräche führt, um ein vorhandenes Gefühl zu unterdrücken - meistens ist es Angstgefühl. Das sprichwörtliche Beispiel in den Filmen ist ein Junge, der nervös pfeift, während er nachts über einen Friedhof läuft. In unserem Fall könnte etwas mehr Detektivarbeit nötig sein, um die relevanten Traumata und die zugrundeliegenden Gefühle zu identifizieren.

Beispiel:
Der Klient hatte ein emotionales kritisierendes Gefühl des Ärgers in der Gegenwart, mit einer SUDS-Intensität von 10. (SUDS steht für Subjective Units of Distress Scale und hat einen Bereich von 0 bis 10.) Während der Regression fand er eine Erinnerung aus seinem 45.Lebensjahr, danach eine frühere im Alter von 10. „Ich rede mit jemandem, aber ich weiß nicht, wer es ist." Durch Anwendung von EFT fühlte er, wie Energie in seinen Körper floss. Dann war es ihm heiß. „Wow, mein Verstand ist wirklich still, er ist tot. Da ist nichts, es ist still!" Der Therapeut fragte ihn, ob er noch mit dem Emotionalton in Berührung kommen könnte. „Nein. Und ich habe nicht den Zwang, Spannungen in meine Stimmbänder zu bringen, wie bei einem Bedürfnis zu reden." Als er nach anderen Selbstgesprächen suchte, fand er keine mehr. Dieser Zusatzschritt für die Selbstgespräche vervollständigte den „Silent Mind"-Prozess. Davor

war es wie in einer Klangkammer zu sein und jetzt ist es wie in einem stillen Auditorium."

In beiden Fällen ist die Heilung einfach. Standard-Trauma-Techniken behandeln dieses Thema, soweit der Klient das wünscht oder wenn er meint, die Ribosomalstimmen seien immer noch da, weil er noch zwanghafte Selbstgespräche wahrnimmt. Sie können den Klienten fragen, mit wem er in seiner Vergangenheit einmal in der Art gesprochen haben könnte, was oft dazu führt, dass der Trauma-Augenblick in seiner Erinnerung auftaucht. Oder die Klienten können einfach die Emotionen empfinden, welche das Sprachbedürfnis auslösen. In beiden Fällen reduzieren oder beseitigen in der Regel einige wenige Trauma-Heilungen adäquat dieses Thema. Natürlich kann man das so lange fortsetzen, bis man überhaupt nicht mehr selbst sprechen muss, aber die meisten Klienten stören sich irgendwann nicht mehr daran.

Differentialdiagnose:
Diese geführten Selbstgespräche sind bei Menschen weit verbreitet und können manchmal mit Ribosomalstimmen verwechselt werden.
Selbstgespräche: Es gibt nur eine Stimme auf einmal. Es fühlt sich genauso an, als würden Sie absichtlich mit jemandem reden (mit einem leichten Emotionalton). Es ist unter Ihrer Kontrolle, da Sie jederzeit anhalten oder starten können, auch wenn ein Gefühl Sie dazu bringt, weitermachen zu wollen. Der Inhalt ist auch Ihr eigener, denn Sie sagen sich selbst, was Sie tatsächlich fühlen oder wollen.
Ribosomalstimmen: Im Gegensatz dazu können die Stimmen Inhalte haben, die man sich selbst nicht sagen würde. Sie klingen auch wie andere Menschen (im Extremfall in einer anderen Sprache), im Gegensatz zu Ihrem eigenen Gedankengespräch. Sie können sie immer noch hören, selbst wenn Sie keine eigenen emotionalen Gefühle mehr haben. Sie werden nicht unbedingt aufhören, auch wenn Sie müde sind und schlafen wollen.

Klangschleifen: „Ich kann dieses Lied nicht aus meinem Kopf bekommen."

Hatten Sie jemals ein Lied, das Ihnen durch den Kopf ging und nicht aufhörte? Für viele Menschen geschieht dies gelegentlich, verblasst aber bald. Andere haben jedoch eine andere Erfahrung. Sie hören ständig Wiederholungen von Klängen, die sie einmal gehört haben - Musik, zufällige Klänge, die Stimme einer Person - und es geht weiter und weiter und ist außerhalb ihrer Kontrolle. Es stellt sich heraus, dass ihr Verstand Teile dessen, was sie gehört haben, seit sie ein Baby im Mutterleib waren, aufzeichnet und dies wiedergeben kann.

Um zu verstehen, warum dies geschieht, müssen wir uns das Dreifachhirn genauer ansehen. Alle Dreifachhirne einer durchschnittlichen Person verhalten sich wie kleine Kinder in einer Familie - und wie ein Kind mit einem Lieblings-iPod hat das Verstandeshirn die Fähigkeit, Töne aufzunehmen und wiederzugeben. Normalerweise versucht es dabei, hilfreich zu sein, wenn es etwas wiedergibt und spielt die Musik so ab, dass es sich in der aktuellen Situation gut anfühlt, so wie wenn Ihr iPod einen eigenen Kopf hätte. Andere Male wird es eine Aufnahme verwenden, um den Rest der Dreifachhirne zu manipulieren oder zu dominieren, zum Beispiel indem es einen Elternteil oder Großelternteil wiedergibt, welches ein schimpfendes Wort sagte. Wie die Ribosomalstimmen sind diese Wiederholungen für die meisten von uns im Allgemeinen gedämpft im Hintergrund und sind dabei kein Thema; aber andere leiden darunter, da sie sowohl unendlich als auch laut sein können.

Es stellte sich heraus, dass diese Aufnahmen kein fester Bestandteil des Verstandes sind. Stattdessen stammen sie von einem Amöbenorganismus, der im Nukleus der Primärzelle lebt. Er presst Pseudopodien aus den Nukleusporen, die dann an der Außenseite der Nukleusmembran wie Schleifen oder Ringe aussehen (siehe Abbildung 7.2). Diese Ringe verhalten sich sehr ähnlich wie ein Acht-Spuren-Tonband, das Geräusche aufnimmt und wiedergibt, die die Person einmal gehört hat. Für die meisten Menschen sind diese „Klangschleifen" in einem oder mehreren Bereichen der Nukleusmembran gebündelt. Der Verstand hat lediglich die Fähigkeit, den Inhalt dieser ständig abspielenden Klangschleifen nach Belieben anzuzapfen.

Leider haben wir dafür bis jetzt keine Behandlung verfügbar. Um das Jahr 2000 herum entwickelten wir eine Technik, die gezielt Klangschleifen auflösten konnte - nachdem einige der auffälligsten Schleifen ausgeschaltet wurden, fühlte sich das Denken überraschenderweise plötzlich „glatt" und nicht „klimpernd" an. Diese Technik funktionierte leider nicht bei allen Klienten. Schlimmer noch, es gibt viele Klangschleifen und ein Verhalten, als ob entweder das Gehirn oder der Amöbenorganismus nicht glücklich damit war, dass wir die Schleifen ausgeschaltet hatten. Als nächstes versuchten wir, das traumatische Bedürfnis des Verstandes zu heilen, diese Klänge wiederzugeben. Auch dieses scheiterte bei den meisten Klienten. Der dritte und beste Ansatz wäre, die Person gegen den Amöbenparasiten immun zu machen, aber bis jetzt haben wir dabei leider noch keinen Erfolg.

Beispiel:
Der Klient hörte durchgehend Musik in seinem Kopf und sie schien nie nachzulassen. Oft war die Stimmung der Musik eine ganz andere,

als der Klient sich gerade fühlte, z.B. wenn er Angst hatte, hörte er ein Liebeslied. Die Eliminierung einzelner Melodien brachte nur vorübergehende Erleichterung und wenn sein emotionaler Zustand wieder schlecht war, war das Thema wieder da. Schließlich fand er heraus, dass sein Verstandeshirn das Gefühl hatte, entkommen zu wollen. Die Anwendung von EFT führte dazu, dass sich eine Region im Hinterkopf entspannte und die Musik völlig ausblieb.

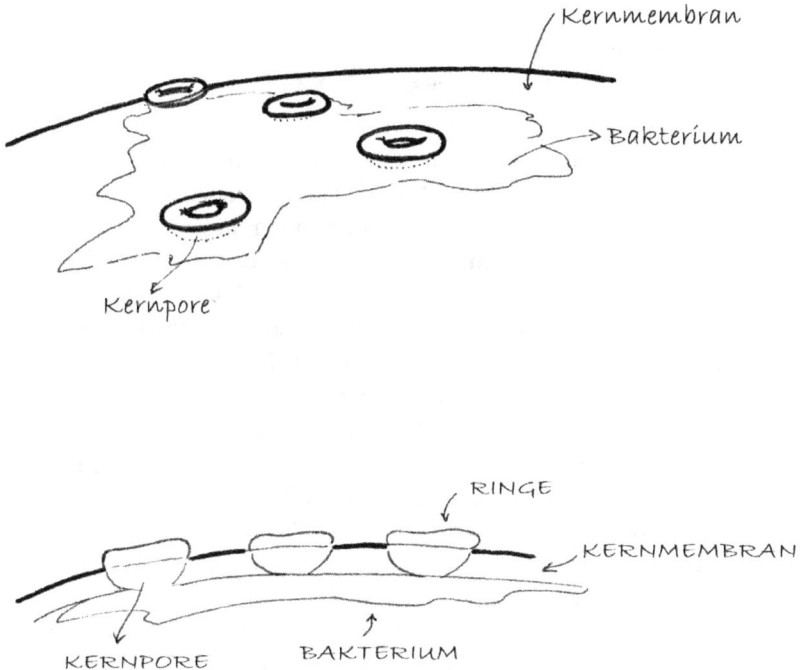

Bild 7.2: Der Amöbenorganismus (in der Abbildung als Bakterien bezeichnet), der Klangschleifen verursacht. Beachten Sie die Bildung von Klangschleifen, wenn er einen Teil seines Körpers durch Nukleusporen außerhalb der Nukleusmembran ausdehnt.

Differentialdiagnose:
Es ist für eine Person möglich, sowohl die üblichen Ribosomalstimmen als auch die Klangschleifen zu haben. Beide sind sehr verbreitet, und beide sind normalerweise stumm geschaltet.
Klangschleifen: Sie sind Aufnahmen von Musik über Stimmen bis hin zu jedem einmal gehörten Ton. Sie sind relativ kurz und bei jeder Wiedergabe genau gleich. Es gibt viele, viele Schleifen

in einer Durchschnittsperson. Es gibt keinen anderen emotionalen Inhalt als den, der durch die Stimme eines Sprechenden vermittelt wird. Der Verstand wählt, welche Klänge er abspielen möchte. *Ribosomalstimmen*: Im Gegensatz dazu sind dies Geräusche, die von echten Menschen gemacht werden könnten. Sie wiederholen sich selten und selbst wenn sie es tun, verändern sie sich schnell wieder. Jede Stimme hat einen festen Emotionalton. Die Stimmen sagen, was sie sagen wollen und werden nicht von der Person kontrolliert.

Tinnitus: „Ein Klingeln in meinen Ohren"

Wikipedia beschreibt es so: „Tinnitus ist das Hören von Geräuschen, wenn kein Außengeräusch vorhanden ist. Während es oft als Klingeln bezeichnet wird, kann es auch wie ein Klicken, Zischen oder Brüllen klingen. Der Ton kann leise oder laut sein, tief oder hoch und scheint von einem Ohr oder von beiden zu kommen. Meistens entwickelt er sich allmählich. Bei manchen Menschen verursacht der Schall Depressionen, Ängste oder stört die Konzentration. Tinnitus ist keine Krankheit, sondern ein Symptom, das aus einer Reihe von Ursachen hervorgehen kann. Eine der häufigsten Ursachen ist der lärmbedingte Hörverlust. Andere Ursachen sind: Ohrinfektionen, Erkrankungen des Herzens oder der Blutgefäße, Morbus Ménière, Hirntumore, emotionaler Stress, Auswirkungen bestimmter Medikamente, eine frühere Kopfverletzung und Ohrenschmalz. Er ist häufiger bei Menschen mit Depressionen vorzufinden. Er ist weit verbreitet und betrifft etwa 10-15% der Menschen. Die meisten vertragen ihn jedoch gut, da er nur bei 1-2% der Menschen erhebliche Einschränkungen darstellt."

Wir hatten im Allgemeinen gemischten Erfolg bei der Heilung dieses Themas, wahrscheinlich weil es so viele verschiedene Ursachen haben kann. Bei einigen Klienten, denen wir geholfen haben, führten Tinnitus und Taubheit zu einem sehr frühen Trauma zurück, bei dem der Fötus ein schmerzhaft lautes Geräusch hörte, welches seine neu entstehenden Ohrstrukturen beschädigte. Im Gegensatz zum Hören unter Wasser in einer Badewanne hört ein unbeschädigter Fötus die Stimme seiner Mutter und andere Geräusche von außerhalb der Gebärmutter mit perfekter Klarheit. Zumindest in einem Fall war der Auslöser ein ganz anderes subzelluläres Thema und nicht eine Ohrschädigung. Einige Klienten hatten negative Körperhirnassoziationen entweder zu einem klaren Hören oder dazu, überhaupt nicht hören zu können und das brachte sie unbewusst dazu, Wege zu finden, um ihr Gehör auf der Primärzellebene zu blockieren.

Klienten, die wegen Ribosomalstimmen in die Praxis kommen, sind sich im Allgemeinen darüber im Klaren, dass Tinnitus nicht damit zusammenhängt und sollten auf alle Fälle darüber informiert werden, dass Tinnitus hier nicht behandelt wird.

Beispiel:
Ein Klient in den Sechzigern hatte einen sehr lauten Tinnitus in den Ohren. Er fühlte, dass das Klingeln ähnlich klang wie das, was er gehört hatte, nachdem er als Teenager laute Rockkonzerte besucht hatte. Bei der Untersuchung hatte er ein subtiles Gefühl von etwas, das sich wie Ohrenschützer anfühlte, mit dem Empfinden, dass sie seine Ohren schützten. Das Klingeln kam davon. Dies waren „Kopien", verursacht durch eine bakterielle Erkrankung, die im Zytoplasma der Primärzelle lebt. Eine Kombination aus Körperassoziationen (auf das Gehörschutzgefühl) und Traumaheilung der Momente des Kopierens dieser Geräusche entfernte den Tinnitus. (Für die Behandlung von Kopien siehe *The Whole-Hearted Healing Workbook* Seite 83).

Stimmähnliche Phänomene mit Spitzenbewusstseinszuständen

Es gibt eine weitere Klasse von stimmähnlichen Phänomenen, die einige wenige ungewöhnliche Zustände der psychischen Gesundheit beim Klienten betreffen - wir bezeichnen das als „Spitzenbewusstseinszustand". Von etwa hundert dieser Zustände geben einige wenige davon den Menschen Erfahrungen, die manchmal von einem externen Beobachter, der nicht darauf trainiert ist, diese Phänomene zu erkennen, mit dem Hören von Ribosomalstimmen verwechselt werden können. Im Allgemeinen wissen die Menschen, die mit diesen Bewusstseinszuständen geboren werden, interessanterweise, dass sie nicht krank sind und sie hören tatsächlich etwas Bemerkenswertes, wenn auch ziemlich Ungewöhnliches. Berücksichtigen Sie, dass ein Mensch mit einem oder mehreren dieser Spitzenbewusstseinszustände nicht unbedingt in jedem Lebensbereich gesund sein muss, sondern aus welchem Grund auch immer einen oder mehrere dieser ungewöhnlichen Zustände hat.

Die Spitzenkommunikationsfähigkeit des Dreifachhirns

Das Dreifachhirn ist nicht nur ein Teil von uns, sondern die einzelnen Gehirne sind sich ihrer selbst bewusst. In sehr seltenen Fällen kann ein Mensch seine Dreifachhirne tatsächlich „hören", wie sie sich miteinander unterhalten. Normalerweise ist man sich dessen nicht bewusst - bestenfalls werden Techniken wie Gendlins Focusing verwendet, um zu versuchen, mit dem „Felt Sense" (gleichzeitige Wahrnehmung von Denken, Fühlen und Empfinden) des Körpers und des Herzens zu kommunizieren. Es gibt einen Spitzenbewusstseinszustand, bei welchem man wirklich die Dreifachhirne

„hören" kann. Die Menschen wissen dabei, dass es nicht Worte sind, was sie da hören, aber sie interpretieren es so, als wäre es ein gesprochenes Wort. Es kann faszinierend sein, ihnen zuzuhören, denn man merkt schnell, dass sie sich genau wie eine Familie von Kindern im Alter von etwa 7 Jahren verhalten, mit Jungen von der Spermienseite (rechts) und Mädchen von der Eizelle (links). Da jedes Teil des Dreifachhirns einem anderen Bereich des Körpers entspricht (z.b. fühlt sich das Verstandeshirn an, als befände es sich im Kopf, das Herzhirn in der Brust usw.), hört man ihr Plaudern von diesen verschiedenen Stellen im physischen Körper kommen. Und worüber sie sprechen, konzentriert sich auf ihre Bedürfnisse und Funktionen, nicht auf erwachsene Konzepte (wie es Ribosomalstimmen tun).

Mehr Hintergrund: Bewusstsein des Dreifachhirns
Das kindliche Verhalten des Bewusstseins der Dreifachhirne ist eigentlich ein Artefakt eines zugrundeliegenden Pilzkrankheitsprozesses in den winzigen subzellulären Strukturen, die sie beherbergen. Bei extrem seltenen Individuen sind diese Strukturen immun gegen die Krankheit und werden als Sakralwesen erlebt, was sich anfühlt, als wenn sich in dem Körper ein lebender Totempfahl erstreckt. Für weitere Informationen verweisen wir Sie auf Band 2 des Buches „*Peak States of Consciousness*".

Die Behandlung ist problematisch, weil das Hören der Gehirne nicht wirklich eine Krankheit ist, sondern eine sehr seltene Spitzenfähigkeit des Bewusstseins. Tatsächlich haben wir eine Technik, die einigen Menschen diesen Zustand verleiht, mit welchem sie ihre Dreifachhirne hören und mit ihnen sprechen können. Daher wissen wir, dass es diese Fähigkeit gibt. Wie man sich leicht vorstellen kann, kann diese Fähigkeit ein geteilter Segen sein. Einerseits kann sie sehr hilfreich sein, da sie zum Beispiel ein weitaus besserer Ersatz für die Radiästhesie ist, da man sich jetzt direkt mit dem Körper unterhält anstatt Pendel, Tensor oder Ähnliches zu benutzen. Aber einmal erlangt, kann man diese Fähigkeit jetzt nicht mehr abschalten, und gelegentlich sind die Gehirne wie Kinder, die etwas wollen und evtl. einen Wutanfall bekommen. Zum Glück haben sie meist nicht viel zu sagen.
Das Hören des Dreifachhirns ist eine seltene Gegebenheit und bisher haben wir sie nur bei wenigen Menschen vorgefunden, die alle geistig außergewöhnlich gut drauf sind und äußerst gut im Leben klarkommen. Auch wissen diese Menschen, die die Gehirne irgendwie hören können, dass sie ein Teil von ihnen selbst sind. Eine Ärztin sagte dazu: „Ich habe sie gehört, seit ich ein kleines Mädchen war. Sie sind wie meine Familie."

Differentialdiagnose:
Beachten Sie, dass es für Menschen möglich ist, sowohl die oft vorkommenden Ribosomalstimmen zu haben als auch die Gehirnkommunikation zu hören.

Gehirnkommunikation: Die Person weiß, dass die Gehirne nicht in Worten sprechen, obwohl die Person sie in Worten versteht. Ihre Anordnung entspricht den Stellen entlang der vertikalen Achse des Körpers (vom Perineum bis zum Scheitel). Sie sind oft von links nach rechts geteilt, wobei sich die linken weiblich, die rechten männlich anfühlen. Sie wirken wie kleine Kinder. Jeder konzentriert sich auf das, was für seine Funktion wichtig ist (Fortpflanzung, Verbindung, Überleben, etc.). Das ist eine sehr, sehr seltene Gegebenheit.

Ribosomalstimmen: Im Gegensatz dazu klingen die Stimmen wie echte Menschen, die reden. Sie können Männer oder Frauen sein, aber normalerweise keine Kinder. Sie befinden sich in der Regel im Raum um den Kopf oder Körper, nicht in einer vertikalen Säule im Inneren des Rumpfes. Das ist eine sehr häufige Gegebenheit.

Die Gaia-Kommunikations-Spitzenfähigkeit

James Lovelocks Gaia-Hypothese, dass das Leben auf der Erde zusammenarbeitet, um unseren Planeten auf ungefähr der gleichen Durchschnittstemperatur zu halten, ist heute ein akzeptierter Teil der Klimatologie. Die meisten Menschen gehen davon aus, dass diese Homöostase ohne bewusste Orientierung erfolgt. Doch wie die Ureinwohner wissen, gibt es ein den Planeten umfassendes Gaia-Bewusstsein und es interagiert gleichzeitig mit allem, was auf dem Planeten lebt und versucht, jeden Organismus zu leiten, um zu wachsen und richtig zusammenzuarbeiten. Woher wissen wir, dass das wahr ist? Es stellte sich heraus, dass es einen außergewöhnlichen Bewusstseinszustand gibt, in dem man Gaia tatsächlich „hören" kann. Wir nennen dies die „Gaia-Kommunikationsfähigkeit".

Menschen, die diesen Zustand haben, sind natürlicherweise in der Lage zu „hören", wie Gaia ihnen sagt, was sie zu tun haben. Obgleich dieses für Klienten, die diese Fähigkeit unerwartet erwerben (durch experimentieren mit Halluzinogenen, leistungsfähige Therapien oder durch andere Ursachen) besorgniserregend sein kann, ist es ein Zustand der Gesundheit und nicht eine Krankheit. Gaia-Kommunikationen sind an sich positiv und haben eine einzigartige kurze Syntax, die in der Regel Befehle sind. Diese Gaia-Befehle klingen wie eine gesprochene Sprache, wobei zweisprachige Menschen sie in beiden Sprachen hören können. Sie haben eine ausgeprägte, einzigartige Echo-Qualität, als ob ein Chor die Worte aussprechen würde.

Diese Fähigkeit/ dieser Zustand kann nicht ausgeschaltet werden noch sollte man sich das wünschen. Es ist hilfreich, den Klienten in so einem Fall zu schulen, damit er versteht, was abläuft. Es muss jedoch darauf geachtet werden, dass Ihr Klient diesen Zustand tatsächlich hat und ihn nicht nur eine Ribosomalstimme oder eine Stimme eines Dreifachhirns umschwärmt. Für jemanden, der die drei Spitzenfähigkeiten, die in diesem Abschnitt beschrieben wurden, erlebt hat, klingen die Stimmen eindeutig anders - und Gaia klingt nicht wie eine körperlose Ribosomalstimme.

Differentialdiagnose:
Dies ist ein sehr seltener Spitzenbewusstseinszustand. Ein Mensch kann sowohl den Spitzenbewusstseinszustand als auch Ribosomalstimmen haben. Menschen, die Stimmen hören, gehen manchmal fälschlicherweise davon aus, dass sie Gaia hören.

Gaia Kommunikation: Der Klang ist einzigartig, wie ein Chor von jedem Lebewesen auf Erden, der zeitgleich von überall her zu einem spricht. Die Worte sind kurz, positiv und befehlen Ihnen, körperlich oder biologisch zu handeln, um Sie gesund zu erhalten oder Sie in Harmonie mit sich selbst, den anderen und der Welt um Sie herum zu bringen.

Ribosomalstimmen: Ribosomalstimmen klingen dagegen wie Menschen. Sie kommen von festen Orten im Raum und es fehlt der Chor-/Echo-Effekt.

Die Toten hören

Obwohl viele Menschen berichten, dass sie die Anwesenheit von verstorbenen Angehörigen fühlen, meinen einige, dass sie sich mit den Toten unterhalten können. Dieses ist möglich, weil das menschliche Bewusstsein ein physisches Substrat im Nukleus der Primärzelle hat - solange dieses Material noch intakt ist, erlebt der Tote sich selbst als „außerkörperlich". Nach dem Tod verliert die Person schnell das Interesse an ihrem früheren Leben, da dieses materielle Substrat den Zusammenhalt verliert und sich ausbreitet. Dieser Auflösungsprozess ist in der Regel etwa nach einer bis zwei Wochen nach dem Tod abgeschlossen. In seltenen Fällen kann der Tote sein Bewusstsein für längere Zeit - sogar bis zu mehreren Jahren - bewusst bewahren, aber das ist bei weitem die Ausnahme, nicht die Norm.

Den besonderen Spitzenbewusstseinszustand, der es den Menschen erlaubt, mit den Toten „verbal" zu kommunizieren, nennen wir den „Gott/Göttin"-Zustand. Faszinierend ist, dass Menschen mit diesem Zustand die Toten genau in dem gleichen Ton und mit der gleichen Sprachqualität sprechen hören, die die Verstorbenen hatten, als sie noch lebten, selbst dann, wenn sie nicht wussten, wie die Person vor dem Tod gesprochen hat. Ein Mensch mit diesem Zustand kann mit jedem Toten sprechen, der auch daran interessiert ist, mit ihm zu sprechen; die meisten Menschen in diesem Zustand hören aber in der Regel nur tote Menschen, die sie im Leben kannten und umsorgten und das auch nur in der Zeit, in der das Bewusstsein des Toten noch kommunizieren kann.

Da diese Fähigkeit ein Gesundheitszustand ist, gibt es keine „Heilung" dafür. Menschen mit dieser Fähigkeit können jedoch Unterstützung im Umgang mit der zusätzlichen Trauer benötigen, die entstehen kann, wenn ihre Lieben bald das Interesse an ihrem früheren Leben verlieren, da sich ihr Bewusstsein langsam erweitert und auflöst - im Wesentlichen erleben sie, dass ihre geliebten Menschen zweimal „sterben". Jedoch müssen Therapeuten berücksichtigen, dass diese Fähigkeit selten ist. Personen können zwar behaupten, diese Fähigkeit zu haben, aber der Grund dafür ist oft ein finanzieller (wie in dem Medialitäten-Wahn in England im 19. Jahrhundert), oder sie können sich aufgrund ihrer emotionalen Schmerzen vorstellen, den Verstorbenen zu hören. Der Verlust und die Verzweiflung veranlassen die Person, sich den geliebten Menschen vorzustellen, als wäre er immer noch vorhanden.

Differentialdiagnose:
Mit den Toten zu sprechen ist eine sehr seltene Fähigkeit und ist Teil des „Gott/Göttin"- Spitzenbewusstseinszustandes.

Mit den Toten reden: Der Tote „klingt" wie der Verstorbene mit seiner unversehrten Persönlichkeit. Gespräche sind „verbal", als ob der Tote noch am Leben wäre. Die Person mit dieser Fähigkeit kann nicht einfach anfangen, mit der toten Person zu sprechen: die tote Person muss sich entscheiden, in deren Gegenwart zu sein und die tote Person muss auch daran interessiert sein, mit ihr zu sprechen. Aus der Sicht des Verstorbenen sind sie „außerkörperlich" und verbringen ihre verbleibende Zeit meist mit geliebten Menschen. Meist verlieren die Toten relativ schnell das Interesse an diesem Leben und lösen sich auf.

Ribosomalstimmen: Im Gegensatz dazu sind die Ribosomalstimmen wie zufällige, reale Menschen und könnten somit vorgeben, eine verstorbene Person zu sein. Aber sie befinden sich an festen Orten im Raum mit einem festen Emotionalton und der Klient kann „hören", dass die Stimme sich nicht wie die verstorbene Person anhört oder anfühlt.

Tipp für Therapeuten:
Der Therapeut kann auch die einfache, schnelle Body Association Technique™ mit der Stimme der „toten Person" anwenden, um zu testen, ob es sich tatsächlich nur um eine Ribosomalstimme handelt;

aber sowohl der Therapeut als auch der Klient müssen auf die Reaktionen des Klienten vorbereitet sein, wenn diese Stimme dabei ausgeschaltet wird.

Schlüsselpunkte

• Es gibt drei weitere, weitaus weniger verbreitete, stimmähnliche Krankheiten, die den Klienten in Bedrängnis bringen können. Das sind die „Telepathischen Stimmen", eine „Leidenschaftslose Reporter-Stimme" und eine „Schimpfende Stimme" mit jeweils einem Satz. Diese unterscheiden sich deutlich von Ribosomalstimmen und sind leicht zu erkennen.

• Wir haben noch keine Behandlung für das Problem der „telepathischen Stimmen". Wir wissen, dass sie durch eine subzelluläre Parasitenerkrankung ausgelöst werden.

• Selbstgespräche führen (Gedankengespräche) wird manchmal mit Ribosomalstimmen verwechselt. Es wird durch ein emotionales Trauma ausgelöst. Gedankengespräch ist das, was eine Person zu sich selbst sagt und es ist völlig unter ihrer Kontrolle, genauso wie ihre sprechende Stimme das ist.

• Klangschleifen sind Wiedergaben von Klängen, die jemand zu irgendeiner Zeit in seinem Leben gehört hat. Sie werden durch das Verstandeshirn ausgelöst, sind aber durch eine bakterielle oder amöbenartige Erkrankung im Nukleus aufgezeichnet. Der Name kommt vom Aussehen der Strukturen, die an der äußeren Oberfläche des Nukleus befestigt sind.

• Tinnitus hat viele verschiedene mögliche Ursachen. In einem Fall fanden wir heraus, dass es tatsächlich an einem subzellulären Organismus lag, mit dem der Klient unbewusst versuchte, seine Ohren zu „schützen".

• Es gibt mehrere seltene Spitzenfähigkeiten, die mit dem Hören von Stimmen verwechselt werden können: Dreifachhirn-Kommunikation, Gaia-Kommunikation und Gespräche mit den Toten. Das sind Gesundheitszustände und keine Krankheiten.

• Die Dreifachhirne kommunizieren miteinander und einige wenige Menschen können dies hören. Und obwohl das Gespräch in Worte übersetzt wird, weiß die Person, dass die Dreifachhirne nicht in Worten „sprechen".

• Menschen mit dem seltenen Gaia-Kommunikationszustand „hören" etwas, das klingt wie alle Organismen auf dem Planeten, die ihnen sagen, was sie biologisch für ihr optimales Wohlbefinden tun sollen.

- Die seltene Fähigkeit, mit den Toten zu sprechen, ist Teil des „Gott/Göttin"-Zustandes. Menschen mit dieser Fähigkeit merken jedoch selten, dass sie sie haben, weil sie sich in der Regel nur bei ihren neu verstorbenen Freunden und Angehörigen manifestiert.

Zusammenfassende Tabelle von „Andere Klänge im Kopf"

	Typ	Ursache	Behandlung	Vor-kommen
Ribosomalstimmen (s.S. 55)	Hörbare Stimmen	Borgpilz via Ribosom.	Body Association Technique™ oder Silent Mind Technique™.	Fast alle Menschen.
Telepathische Stimmen (s. S.118)	Nicht hörbare Stimmen	Unbekannt - wir vermuten, dass eine Prionen-erkrankung Auslöser ist.	Unbekannt zu diesem Zeitpunkt.	Selten.
Reporter Stimmen (s.S. 119)	Hörbare Stimmen	Unbekannt – wahrschein-lich Pilz.	Body Association Technique™ und Generations-Heilung	Sehr selten.
Ein-Satz schimpfende Stimme (s. S.120)	Hörbare Stimme	Unbekannt.	Unbekannt zu diesem Zeitpunkt.	Selten.
Selbstgespräche (s.S. 121)	Selbst-gespräch-Stimme	Biographi-sches Trauma.	Biographi-sche Traumahei-lung.	Sehr häufig; selten ein Problem.
Klangschleifen (s. S. 123)	Sprach-fragmente und andere Klänge	Amöboider Organismus im Nukleus	Unbekannt zu diesem Zeitpunkt.	Sehr häufig; selten ein Problem.
Tinnitus (s. S. 126)	Unter-schiedliche nicht-Stimmen-Geräusche	Viele unterschied-liche Ursachen.	Keine einzige Behandlung (siehe Text).	Relativ häufig; selten ein Problem.

Dreifachhirn-Kommunikation (s. S. 127)	Stimmen-ähnlich umgesetzt	Ein Spitzenbe-wusstseins-zustand- kann Dreifachhirne hören	Ist ein Gesundheits zustand. Mögliche Anpassungs-probleme.	Sehr selten.
Gaia Kommunikation (s. S.129)	Interpre-tiert als stimm-ähnlicher Chor	Ein Spitzenbe-wusstseins-zustand- Kann Gaia-Befehle hören	Ist ein Gesundheits zustand. Mögliche Anpassungs-probleme.	Sehr selten – gewöhn-lich als 'Intuition' empfun-den.
Die Toten hören (s.S. 130)	Hörbare Stimmen	Ein Spitzenbe-wusstseins-zustand, man kann die Toten hören.	Ist ein Gesundheits zustand. Mögliche Anpassungs-probleme.	Sehr selten.

Empfohlene Literatur

Mehr über Spitzenfähigkeiten und Spitzenbewusstseinszustände:

- *Peak States of Consciousness*, Volume 2 (2008) von Grant McFetridge und Wes Gietz.

Mehr über subzelluläre parasitäre Organismen, die die Psyche beeinflussen:

- *Subcellular Psychobiology Diagnosis Handbook* (2014) von Grant McFetridge. Siehe Kapitel 2 für einen Überblick über subzelluläre Parasitenerkrankungen.

Für detaillierte Diagnosekriterien für Therapeuten (einschließlich ICD-10 Kategorien):

- *Subcellular Psychobiology Diagnosis Handbook* (2014) von Grant McFetridge. Siehe Kapitel 8-13 und Anhang 11 für detaillierte Beschreibungen verschiedener subzellulärer Erkrankungen und deren Diagnose.

Kapitel 8

Neue Horizonte

Da ich eine einfachere und bessere Möglichkeit finden wollte, um Menschen gegen den Borgpilz immun zu machen, habe ich das Schreiben dieses Buches für einige Jahre aufgeschoben, selbst nachdem ich die schnelle und einfache Body Association Technique™ (beschrieben in Kapitel 5) entwickelt hatte. Im Jahr 2017 entschied ich mich endlich, dieses Buch zu schreiben, da unsere bestehenden Techniken jetzt vielen Menschen helfen können. Innerhalb von wenigen Wochen hatten mein Team und ich einen Prototyp entwickelt, bei dem es den Anschein hatte, dass es sich um eine bessere, einfachere und effektivere Methode handelte, um den Pilz endgültig loszuwerden. Es wird ein oder zwei Jahre dauern, bis wir das gründlich getestet haben, aber bis jetzt sieht es so aus, wie ich es mir erhofft habe.

In diesem Kapitel werde ich Ihnen einen Einblick in diesen laufenden Forschungsprozess geben.

Die Notwendigkeit eines besseren Immunitätsprozesses gegen den Borgpilz

Unsere aktuelle Regressionstechnik (Revision 2.3), die Menschen gegen den Borgpilz immun macht, ist an dieser Stelle ziemlich zuverlässig, hat aber einige gravierende Nachteile. Erstens ist sie nicht einfach. Um mit dem Klienten zu arbeiten, braucht man einen ausgebildeten Therapeuten. Zweitens erleidet der Klient Schmerz und Leid während des Prozesses. Drittens deckt sie nicht die anderen Symptome der Geisteskrankheiten ab, obwohl es für den durchschnittlichen Menschen nützlich ist, der sich einen ruhigen Verstand wünscht oder das Thema der Sippenblockade loswerden möchte. Viertens funktioniert die Methode nicht immer (die Misserfolgsrate ist ein bisschen schwer zu schätzen, aber es sieht so aus, als ob sie bei unseren relativ gesunden Klienten bei etwa 5% liegt). In den folgenden Jahren hatte ich verschiedene neue Vorgehensweisen ausprobiert, aber keine von ihnen funktionierte so gut wie die Regressionsvorgehensweisen Variante 2.3.

Dass einige Menschen nach Anwendung dieser Technik nicht das erwartete Ergebnis des ruhigen Verstandes erlangten, hat mich sehr beunruhigt, da ich dafür keine Erklärung hatte. Als ich mich damit tiefer befasste, erfuhr ich, dass einige Klienten berichteten, dass ihr Verstand nicht still war, weil sie unzusammenhängende Probleme hatten (mehr dazu siehe Kapitel 7). Es war offensichtlich, dass bei manchen Menschen diese Technik eben nicht wirkte. Ich wusste, dass es in unserem Modell noch eine theoretische Lücke gibt. Die Technik setzt zu einem Zeitpunkt in unserer Entwicklung an, bei welchem der Borgpilz bereits vorhanden ist. Wann genau wurde eine Person zum ersten Mal damit infiziert und warum? Wenn ich diesen Moment finden würde, könnte ich vielleicht eine bessere Technik erfinden.

Den Borgpilz bei der Erstinfektion aufspüren

Anfang 2015 konnte ich diese Fragen endlich beantworten. Ich hatte das Glück, mit zwei außergewöhnlichen Männern zu arbeiten, die eine Ausbildung am Institut absolviert hatten. Beide waren nicht in der Lage, den Bewusstseinszustand „Silent Mind" zu erreichen: Sie verstanden, was ich versuchte zu erreichen und waren bereit zu experimentieren. So trafen wir uns bei einem Frühstücksbuffet im wunderschönen Restaurant Kolanko während eines mehrtägigen Aufenthalts in Krakau, Polen und beim Essen und Plaudern arbeiteten wir gemeinsam an diesem Thema. Wir hatten dabei Glück! Einer von ihnen hatte einen abgeschotteten Bereich in der Präorganellenzelle, der noch mit Pilzen behaftet war. Die vorhandene Technik hatte den Rest der Zelle gereinigt, aber die Person war nach wie vor infiziert und später wurde der Pilz dann erneut freigesetzt.

Der andere Mann, den wir angetroffen hatten, war die Goldader. Sein Problem war ganz anders. Er hatte einen riesigen Pilzorganismus, der die Präorganellenzelle fast ausfüllte und konnte ihn deshalb nicht vollständig auflösen. Um ein Gefühl für dessen Größe zu vermitteln, stellen Sie sich vor, der erste hätte einen Swimmingpool mit einem Haufen Blätter in einer Ecke, während der zweite einen Walfisch darin hätte. Bis zu dem Zeitpunkt, als wir uns zurückgezogen hatten, um den ursprünglichen Auslöser zu finden, verirrten wir uns an allen möglichen Orten, von denen der Pilz zu kommen schien, da diese Pilzorganismen ziemlich winzig sind und überall in diesen frühen Entwicklungsereignissen vorhanden waren, wie Blätter an einem windigen Herbsttag. Dieser „Walfisch"-Pilz allerdings war viel leichter zu seinem Ursprung zu verfolgen.

Um zu erklären, wohin er uns geführt hatte, muss ich einen Teil der subzellulären Biologie besprechen, die wir mit Hilfe von Regression und Beobachtungen der Primärzelle ausgearbeitet haben. Im Zentrum des

Nukleus befindet sich eine Struktur, die einem Totempfahl der Ureinwohner ähnelt. Diese winzige Struktur besteht aus 14 grob quadratischen, blockartigen Strukturen, die jeweils eine subzelluläre Organelle und deren entsprechende Körper- und Gehirnstruktur steuern. Sieben dieser Blöcke stammen vom Vater, sieben von der Mutter. Diese Blöcke keimen aus den elterlichen Blöcken, während der Elternteil noch eine neu implantierte Zygote ist, die beginnt, Urkeimzellen (die später Spermien oder Eizellen werden) zu bilden.

Als wir den riesigen Pilz dieses Mannes weiter in die Vergangenheit verfolgten, führte er uns zu seinem neu entstandenen Körperblock. Er wurde in seinem Nabelbereich beschädigt - ein Loch blieb dort zurück, wo er sich von seinem Elternblock gelöst hatte. Als dieser neu gebildete Block sich von seinem Elternblock entfernte, wurde ein freischwebender Borgpilz plötzlich in das Loch gezogen, als wenn ein Korken in eine Weinflasche gedrückt wird. Diese Beobachtung erklärt, dass der Körper fühlt, dass er den Pilz zum Überleben braucht und deshalb ist es nicht möglich, ihn loszuwerden. Dieses erklärt auch, warum eine Person in der Gegenwart den Effekt der Sippenblockade im Nabelbereich fühlt.

Ein gescheiterter Versuch

Meine unmittelbare Reaktion darauf war, Wege zu finden, um das Loch im Körperblock abzudichten, um den Borgpilz fernzuhalten. Allerdings gab es einige große potenzielle Probleme bei dem Versuch, dieses Loch zu schließen. Das erste war die Gefahr eines Suizides. Da sich das Loch im Körperblock so anfühlt, als befände es sich am Nabel, während die Person in Regression war, waren wir besorgt, dass wir unbeabsichtigt das Nabelschnur-Durchtrennungstrauma anstoßen könnten. Vor Jahrzehnten hatten wir festgestellt, dass ein Mensch plötzlich suizidgefährdet werden kann, wenn er bewusst oder unbewusst die Durchtrennung der Nabelschnur durchlebt - auch wenn er vorher nie suizidgefährdet war. Viel schlimmer ist, dass dieses Trauma sich manchmal als ruhiger, emotionsloser Drang zum Suizid darstellt, der überhaupt keine Warnzeichen im Vorfeld aussendet (die Person identifiziert sich unwissentlich mit dem Bedürfnis der Plazenta, während des Geburtsvorgangs zu sterben). Die Arbeit mit dieser Herausforderung ist wie das Tragen einer Augenbinde, während man durch ein Minenfeld bummelt. Und das ist keine Übertreibung. Das zweite Problem war potenziell genauso schlimm - dieses zeitlich sehr frühe Ereignis betrifft mehrere sehr gefährliche Parasiten-Arten, welche ebenfalls die Psyche und die Gesundheit eines Menschen negativ beeinflussen können. Das Arbeiten in dieser Entwicklungszeit kann aufgrund neuer Parasiteninteraktionen und Parasitenüberwucherungen zu schweren Problemen in der Gegenwart führen.

Sehr vorsichtig fand ich einen Weg, wie das Loch zu schließen sei, um den Borgpilz loszuwerden, doch bei unseren freiwilligen Testpersonen blieb das Loch nur für kurze Zeit (Minuten bis Tage) geschlossen. Dann öffnete es sich wieder und das Borg-Thema war wieder da. Diese Tests haben uns jedoch etwas sehr Wichtiges und Unerwartetes gezeigt. Wenn jemand sein Nabelloch schließen kann, würde er sich sofort und kontinuierlich sicher und geliebt fühlen. Ich habe das an etwa einem Dutzend Freiwilligen mit dem gleichen Ergebnis getestet. Also dachte ich, das könnte für Menschen mit Geisteskrankheiten wirklich den Durchbruch ausmachen!

Vorsichtiger Optimismus

Zwei Jahre später, während ich das schreibe, haben wir das Gefühl, dass wir jetzt verstehen, wie und warum das Nabelloch existiert und arbeiten an einer neuen Prototyp-Behandlung. Wenn man Neuland erforscht, weiß man nie, wie lange es dauern wird, die gewünschte Behandlung zu entwickeln und ob sie überhaupt funktionieren wird. Und natürlich müssen wir, sobald wir eine Methode haben, die bei unseren Forschungsmitarbeitern funktioniert, eine Menge sehr vorsichtige Tests durchführen, um sicherzustellen, dass sie keine Suizidgefühle bei anderen Personen hervorruft. Auf der positiven Seite dieses Vorgehens steht die Möglichkeit, dass diese neue Technik viel einfacher und hoffentlich auch sicherer sein wird. Die Beseitigung dieses Nabellochproblems wird wahrscheinlich auch eine Reihe anderer weniger verbreiteter Erkrankungen und subzellulärer Erkrankungen ausrotten. Drücken Sie uns die Daumen, dass das so funktioniert, wie wir hoffen!

Diese neue Borgpilz-Immunitätsentwicklung ist für uns eigentlich nur ein Nebenprojekt. Stattdessen verbringen wir viel Zeit damit, einen Weg zu finden, alle Pilzkrankheiten gleichzeitig zu beseitigen. Wenn wir damit erfolgreich sein werden, wird es interessant sein zu beobachten, wie sich diese beiden unterschiedlichen Vorgehensweisen in der Zukunft auswirken werden.

Lernen Sie das Team kennen - Shayne McKenzie, unser CEO

Shayne schreibt: „Seit ich mich erinnern kann, interessiere ich mich für optimale Gesundheit - nicht nur für körperliche Gesundheit, sondern für Gesundheit in allen Lebensbereichen. Während meiner Karriere hat mich dieses Interesse dazu gebracht, viele verschiedene Bereiche zu studieren, zahlreiche persönliche Entwicklungskurse zu absolvieren und in einer Reihe von Führungsinstrumenten und verschiedenen alternativen Therapien geschult und zertifiziert zu werden."

„Es war vor etwa 10 Jahren, als ich zu einer Informationsveranstaltung des „Peak States of Consciousness" ging. Ich hatte sofort das Gefühl, dass dies die Information war, nach der ich suchte, welche die verschiedenen psychologischen Zustände der Menschheit erklären könnte. Ich hatte mich für die folgende Ausbildung im Jahr 2008 angemeldet und bin nach einem sehr umfangreichen Trainings- und Beurteilungsprozess seit 2009 zertifizierter Therapeut."

„Seitdem habe ich gesehen, dass meine Klienten außergewöhnliche Ergebnisse mit der Peak States-Therapie erzielt haben. Die Themen, die angesprochen werden, reichen von der dauerhaften Beseitigung der emotionalen Schmerzen, die mit Jahren der Depression verbunden sind, bis zu einem Jahrzehnt von chronischen Rückenschmerzen, die nach nur drei Sitzungen verschwinden. Ich habe auch vielen Menschen geholfen, außergewöhnliche Spitzenbewusstseinszustände zu erreichen, was ihnen wiederum geholfen hat, ein viel positiveres und gesundes Leben zu führen. Diese Arbeit, die ich jetzt machte, fühlt sich wirklich sinnvoll an. Mir gefällt besonders, dass dieser Ansatz die zugrundeliegende biologische Ursache und nicht nur die Symptome anspricht - eine wichtige Tatsache, nach der ich auf meiner Reise gesucht hatte, um die optimale Gesundheit zu verstehen. Ich bin auch bewegt und inspiriert, wenn ich von vielen weiteren Beispielen von anderen Peak States-Therapeuten höre, die ähnliche Ergebnisse erzielen."

„Angesichts des bedeutenden Unterschieds der Auswirkungen für die Menschheit wollte ich mehr tun, als nur meinen Klienten zu helfen. Ich wollte meine geschäftlichen und menschlichen Führungsqualitäten so einsetzen, dass sie den größten Einfluss auf die Menschheit haben. Ich wollte dazu beitragen, dieses bahnbrechende biologische Modell und die sehr wirksamen Behandlungsmethoden, die das Leben der Menschen beeinflussen können, bekannt zu machen. Deshalb habe ich im vergangenen

Jahr die Rolle des CEO für das „Institute for the Study of Peak States"
übernommen. Mein Hauptziel ist es, das Bewusstsein für die Peak States-
Therapie zu fördern, damit viel mehr Menschen eine optimale Gesundheit
erleben können. Dies ist ein Leben, das mich inspiriert und von einem
sinnvollen Zweck angetrieben wird. Ich hoffe, dass sich unsere Vision, einen
so grundlegenden positiven Einfluss auf die Menschheit auszuüben, in
meinem Leben verwirklicht."

Schlüsselpunkte

- Die aktuelle Version 2.3 der Regressionstechnik zur Eliminierung der
  Borgpilzinfektion hat mehrere Nachteile und funktioniert nicht für
  alle (etwa 5% der getesteten gesunden Klienten wurden nicht immun
  und wir gehen davon aus, dass bei psychisch kranken Klienten eine
  höhere Ausfallrate auftreten wird).
- Der Borgpilz wird in der elterlichen Primärzelle gleich zu Beginn der
  Entstehung der Urkeimzelle erworben.
- Der Borgpilz ist bei den meisten Menschen vorhanden, weil der
  Körper fälschlicherweise glaubt, dass er ihn zum Überleben braucht.
- Forschung in frühen Entwicklungsereignissen ist aufgrund
  subzellulärer Parasiteninteraktionen oder anderer unbeabsichtigter
  Folgen potenziell gefährlich.
- Das Trauma der Durchtrennung der Nabelschnur kann bei vielen
  Menschen Suizidgefühle oder -aktionen auslösen.

Empfohlene Literatur

Über Risiken bei der Forschung in der subzellulären Psychobiologie:

- „Going public with subcellular psychobiology" (2014), von Dr. Grant
  McFetridge. Dies ist ein Blog-Post auf Peak States.com über die
  Probleme, die wir lösen mussten, bevor wir der Öffentlichkeit diese
  Informationen sicher präsentieren konnten.

Über die medizinischen Auswirkungen der subzellulären Psychobiologie:

- „Epigenetics, psychoneuroimmunology, and subcellular
  psychobiology" (2016) von Dr. Grant McFetridge. Dieses ist ein
  Blog-Post auf Peak States.com über psychobiologische Techniken,
  die mit subzellulären Phänomenen interagieren.

- „Snake oil, or the real deal?"(2016) von Dr. Grant McFetridge. Dieses ist ein Blog-Post auf Peak States.com, der über dieses neue Gebiet der subzellulären Psychobiologie berichtet.
- „Subcellular psychobiology is a disruptive technology" (2016) von Dr. Grant McFetridge. Dieses ist ein Blog-Post auf Peak States.com über die Funktionsweise von störenden Technologien.
- „Where are the 'medical' applications?" (2016) von Dr. Grant McFetridge. Dieses ist ein Blog-Post bei Peak States.com über die Verwirrung, die manche in Bezug auf psychische Störungen ohne eine offensichtliche ursächliche Krankheit haben.

Über die subzellulären Blockstrukturen und ihre Präorganellen:

- *Peak States of Consciousness, Volume 1* (2004) von Grant McFetridge et al. Siehe Kapitel 5 und 6.
- *Peak States of Consciousness, Volume 2* (2008) von Grant McFetridge und Wes Geitz. Siehe Kapitel 3 und 11.

Teil 3

Anhänge

Anhang A

Vertrag „Bezahlen für Ergebnisse"

Vertrag mit vorgegebenen Kriterien für die Silent Mind Technique™
Die Silent Mind Technique™ ist ein Prozess, den Therapeuten zusammen mit Klienten anwenden, um alle Ribosomalstimmen auszuschalten. Für diesen Prozess legt das Institut vorgegebene Kriterien fest, wobei der Therapeut das Dokument nach Bedarf an die Formulierung und Situation des Klienten anpassen kann. Natürlich muss der Therapeut den Klienten vor der Behandlung einschätzen, um sicher zu sein, dass sein Problem auf Ribosomalstimmen zurückzuführen ist.

Der Therapeut wird die Vereinbarung entsprechend anpassen, wenn nur die „Body-Association"-Technik zur Auslöschung von einer oder wenigen Stimmen verwendet wird oder wenn nur die Technik der Sippenblockade oder die „Distant Personality Release"- Technik verwendet wird.

Für eine ausführliche Beschreibung, wie man die „Bezahlen für Ergebnisse"-Methode in der Psychotherapiearbeit mit Klienten anwendet, siehe Kapitel 3 und Anhänge 2 und 10 in unserem *Subcellular Psychobiology Diagnosis Handbook*.

***

Liebe(r) ----------,
Vielen Dank für die Unterzeichnung der Haftungs- und Einwilligungserklärung und das Ausfüllen des Formulars zur Krankengeschichte.

Wir beginnen die Behandlung um 18.00 Uhr (Terminvereinbarung). Wie wir besprochen haben, müssen wir die Behandlung dreimal durchführen – nach dem ersten Mal sollten Sie Ihre Stimmen loswerden, wobei sie am nächsten Tag wieder da sein könnten. Wir machen eine zweite Behandlung 2 bis 4 Tage später, und dann eine Endkontrolle (und ggf. eine kleinere

Behandlung) in ca. 2 Wochen, um sicherzustellen, dass das Problem nicht wieder auftritt.

Dies ist eine „Bezahlen für Ergebnisse"-Vereinbarung - das heißt, wenn wir unsere Vereinbarung nicht einhalten, gibt es für Sie keine Gebühr. Beachten Sie, dass wir nicht damit einverstanden sind, innerhalb dieser Behandlung auch andere Probleme mit zu beseitigen. Wie wir auch besprochen haben, wissen wir nicht, ob Ihre visuellen Halluzinationen beseitigt werden oder nicht. Sie sollten eher erwarten, dass sie mit dieser Behandlung nicht verschwinden.

VEREINBARUNG

Wir stimmen zu, das aufdringliche Stimmengewirr des Klienten zu beseitigen, d.h. Hintergrundgedanken, die Sie hören, wenn Sie versuchen zu meditieren (das kann wie die Stimmen anderer Menschen klingen). Wir werden die Ergebnisse testen, indem wir den Klienten einige Minuten lang meditieren und dabei zuhören lassen. Diese Stimmen fühlen sich an wie von festen Orten im Raum kommend und haben feste Emotionaltöne.

Nach dem Prozess hat der Klient das Gefühl, dass sich sein Kopf leer, ruhig, offen und groß anfühlt (wie auf einer leeren Bühne). Beachten Sie, dass Sie sich bald an dieses Gefühl gewöhnen werden und später wird es schwer bemerkbar sein.

Die Gebühr beträgt Euro------- zahlbar innerhalb 3 Wochen, nachdem die Änderungen stabil geblieben sind. Wenn die Stimmen zurückkommen und eine Nachbehandlung nicht fruchtet, gibt es für Sie keine Gebühr.

Nachbehandlung

Wenn die Behandlung erfolgreich ist, gibt es eine Reaktion von Ihrer Seite auf den Verlust Ihrer Stimmen. Obwohl selten, haben einige Klienten Gefühle der Einsamkeit, nachdem ihre Stimmen weg sind. Wenn Sie dieses Thema haben, lassen Sie es uns bitte wissen, damit wir es in den Folgesitzungen behandeln können. Einige finden, dass Menschen, denen sie nahe stehen (vor allem Ehepartner), das Gefühl haben, dass Sie jetzt distanzierter wirken, obwohl Sie sich nicht verändert haben. Dies ist ein normal zu erwartendes Ergebnis, da man sich nicht mehr unbewusst auf die gleiche Weise mit diesen Menschen verbindet. Dieses Problem verblasst mit der Zeit, indem Sie sich an Ihren neuen Zustand anpassen. In einigen Fällen kann Ihre sexuelle Anziehung zu Ihrem Ehepartner nachlassen oder gänzlich verloren gehen - dieses erscheint im Allgemeinen wieder im Laufe der Zeit, da sich beide Partner an die Veränderung anpassen.

Wenn Sie Medikamente einnehmen, müssen Sie Ihren Arzt befragen, inwieweit Sie die Dosierung eventuell ändern können. Stoppen Sie keine Medikamente abrupt ohne den Rat Ihres Arztes! Das schnelle Absetzen

einiger Medikamente ist gefährlich und kann zu schweren Symptomen führen. Denken Sie daran, Ihre Medikation fortzusetzen, da sie noch irgendein anderes Problem abdecken kann, obwohl Ihre Stimmen jetzt u.U. weg sind. Wenn Sie andere Probleme als unmittelbare Folge der Behandlung haben, kontaktieren Sie mich sofort. Meine Telefon-Nr.-------------------.
Mit freundlichen Grüßen,
Unterzeichnet ---------------

Datum:

Die Unterschrift des Klienten:

Häufig gestellte Fragen (FAQ)

F: Was ist die „Silent Mind Technique™"?
A: Das ist der Name, den wir unserem Prozess für die Stimmenbeseitigung geben. Je nach Situation des Klienten setzen wir verschiedene Techniken ein, die zu diesem Zweck entwickelt wurden.

F: Wie lange dauert die "Silent Mind Technique™"? Wie viele Behandlungen?
A: Die Behandlung wird in der Regel in bis zu zwei Praxisbesuchen beendet sein; dann haben wir zwei kurze Nachuntersuchungen, um sicher zu sein, dass wir das Problem vollständig geheilt haben. Die Behandlungszeit kann von minimal einer Stunde bis maximal etwa 9 Stunden reichen.

F: Welche Technik verwenden Sie für die Behandlung?
A: Psychologische Techniken, die das Posttraumatische Belastungssyndrom (PTBS) heilen, das in der pränatalen Entwicklung aufgetreten ist.

F: Werden bei der Behandlung Medikamente verwendet?
A: Nein. Wir verwenden nur Peak States-Therapietechniken.

F: Muss die Behandlung regelmäßig wiederholt werden?
A: Nein. Die Ergebnisse sind dauerhaft - die Behandlung muss nicht wiederholt werden.

F: Sind Nachbehandlungen erforderlich?
A: Nein, nach der ersten Behandlungssequenz ist das Ergebnis dauerhaft.

F: Wenn mein Verstand still ist, kann ich dann noch denken?
A: Ja. Sie können immer noch absichtlich Selbstgespräche führen, um zu üben, was Sie jemandem sagen wollen (oder sich noch an einschlägige Melodien erinnern).

F: Ist die Behandlung schmerzhaft?

A: Abhängig von der verwendeten Technik kann es zu kurzen emotionalen und körperlichen Schmerzen kommen, da Verletzungen, die pränatal erworben wurden, erneut erlebt und beseitigt werden.

F: Wie werde ich mich zwischen den Sitzungen fühlen?

A: Wie sich die Klienten zwischen den Behandlungen fühlen, ist sehr individuell. Die meisten sind nach dem ersten Termin symptomfrei, andere brauchen die zweite Behandlung dazu.

F: Was meinen Sie, wenn Sie sagen, dass Sie anhand „Bezahlen für Ergebnisse" berechnen?

A: So wie es sich anhört - wenn die Behandlung nicht funktioniert, entstehen Ihnen keine Kosten.

F: Werde ich meine Stimmen vermissen?

A: Obwohl die Stimmen für viele Menschen eine Qual sind, vermisst sie mancher, wenn sie nicht mehr da sind. Glücklicherweise kann dieses schmerzhafte Gefühl, sie zu vermissen, auch beseitigt werden, so dass Sie letztendlich froh sind, die Stimmen los zu sein.

F: Kann ich erwarten, geheilt zu werden, oder hilft die Behandlung nur einigen Menschen?

A: In unseren bisherigen Tests funktioniert unsere Behandlung bei den meisten Menschen. Es gibt aber auch andere, viel weniger verbreitete stimmliche Störungen - Ihr Therapeut wird vor Beginn der Behandlung prüfen, ob Sie diese haben.

F: Kann ich die Einnahme meiner Medikamente sofort nach der Behandlung beenden?

A: Nein. Sie müssen mit Ihrem Arzt zusammenarbeiten, um Ihre medikamentöse Behandlung zu ändern. Zum Beispiel erleben viele Menschen schwere Entzugserscheinungen, wenn sie die medikamentöse Behandlung abrupt beenden, oder Ihre medikamentöse Behandlung kann Ihnen helfen, mit einem anderen psychologischen Problem umzugehen.

F: Gibt es Nebenwirkungen bei der Behandlung?

A: Möglicherweise. Wenn die Behandlung erfolgreich ist, kann es bei manchen Patienten zu kleineren Anpassungsproblemen kommen. Dazu gehören Einsamkeit, weil die Stimmen weg sind, verärgerte Partner, weil man sich plötzlich distanziert anfühlt und Geräusche, die lauter und deutlicher werden.

F: Warum habe ich nichts von dieser Behandlung von meinem Arzt gehört?
A: Das Verfahren ist noch sehr neu und viele Menschen kennen diese Techniken noch nicht. Wir schätzen, dass es Jahre dauern wird, bis dieser neue Durchbruch allgemein bekannt wird.

F: Wenn ich weitere Fragen habe, wo bekomme ich eine Antwort?
A: Sie können das Institut gerne telefonisch oder per E-Mail erreichen.

F: Heilt die „Silent Mind Technique™" alle Schizophrenen?
A: Nein. Die Behandlung behandelt nur eines der Schlüsselsymptome der Schizophrenie (das der Ribosomalstimmen), die viele Schizophrene haben. Es beseitigt im Allgemeinen nicht andere nichtstimmliche Symptome (obwohl es gelegentlich geschieht, weil ihre anderen Symptome indirekt durch die Anwesenheit der Stimmen verursacht wurden).

Anhang C

Einwilligungserklärung

Name des Therapeuten:
Postanschrift:
Büro Telefon:
Büro E-Mail:
Öffnungszeiten:

Hallo,
    Wir werden unsere Arbeit zusammen beginnen, indem wir diese Einverständniserklärung durchgehen. In vielen Ländern gibt es Gesetze, die dies vorschreiben. Aber auch unabhängig davon ist es eine gute Idee, diese Erklärung durchzugehen , da sie einige Ihrer Fragen beantworten kann oder auch solche, an die Sie vielleicht noch nicht einmal gedacht haben. Da wir jeden Punkt besprechen, lasse ich die Erklärung von Ihnen überprüfen, damit Sie sicher sind, dass Sie und ich alles zu Ihrer Zufriedenheit besprochen haben. Ich behalte das Originalformular und gebe Ihnen eine Kopie für Ihre Unterlagen.

Welches sind meine Qualifikationen und meine Orientierung als Therapeut?

Wenn Sie Ihren Automotor reparieren lassen wollen, müssen Sie zu einem Mechaniker gehen, der sich mit Motoren auskennt - Sie gehen nicht zum Verantwortlichen für das Getriebe. Auf die gleiche Weise spezialisieren sich auch die Therapeuten und sind in manchen Dingen besser als in anderen oder für manche Dinge haben sie einfach nicht die richtige Ausbildung. So bin ich ein Trauma-Therapeut, der sich auf die Heilung von traumatischen Erinnerungen spezialisiert hat, die Ihnen möglicherweise Probleme bereiten. Später während unserer Diskussion über „Bezahlen für Ergebnisse", werden wir Ihre Frage durchgehen, um zu sehen, ob ich Ihnen bei Ihrem speziellen Problem helfen kann; aber im Moment ist hier eine Beschreibung meines beruflichen Hintergrunds:

Akademische Qualifikationen:

_____.

Meine berufliche Zertifizierung als Therapeut oder Berater ist von:

_____.

Ich bin von _____ zertifiziert, ihre Techniken anzuwenden.

Berufliche Mitgliedschaft(en):

_____.

Therapeutische Orientierungen:

_____.

❑ Wir haben die Qualifikationen und die therapeutische Ausrichtung meines Therapeuten besprochen und ich verstehe, was der Therapeut erzählt.

Mit welchen Problemen werde ich nicht arbeiten?

Es gibt gewisse Probleme, für die ich Sie zu einem anderen Therapeuten schicken werde. Das Wichtigste für Sie ist das Thema Suizid. Wenn Sie suizidale Gefühle haben, versucht haben, Suizid zu begehen oder Pläne gemacht haben, Suizid zu begehen, müssen Sie jemand anderen aufsuchen, der sich auf dieses Problem spezialisiert hat. Wenn dies während unserer gemeinsamen Arbeit auftritt, werde ich unsere Sitzungen beenden und Sie an einen anderen Therapeuten (oder einen anderen Fachmann) verweisen, der mit diesem Thema arbeitet.

Ein weiteres Problem, das auftauchen könnte, sind körperliche Probleme wie Herzprobleme. Da die Therapie starke emotionale und physische Reaktionen hervorrufen kann, können wir keine Therapie beginnen, wenn Sie an einer Krankheit leiden, die Sie gefährden könnte.

❑ Wir haben die Bereiche besprochen, mit denen mein Therapeut nicht arbeiten wird, und ich verstehe und stimme dem zu. Außerdem habe ich wie besprochen keine Suizidgedanken, noch habe ich eine hinderliche körperliche Verfassung (wie Herzprobleme), die durch eine Therapie angestoßen werden könnte.

Vertraulichkeit und ihre Ausnahmen

Während unserer Sitzungen kann ich schriftliche Notizen, Audio- oder Videoaufnahmen machen. Das hilft mir, mich daran zu erinnern, was wir erreicht haben oder noch tun müssen und kann auch helfen, Sie daran zu erinnern, wie Sie am Anfang der Behandlungen waren, denn es gibt einen gemeinsamen Effekt der modernen Therapien und das ist das Vergessen des Problems, das man davor hatte (der „Apex-Effekt"). Dieses Material ist vertraulich und ist nicht für andere Personen bestimmt, auch wenn wir die Zusammenarbeit beendet haben. Jedoch gibt es einige Ausnahmen:

a) Wenn ein Kind von Missbrauch, Vernachlässigung oder Schutzbedürftigkeit bedroht ist oder sein könnte;

b) Wenn ich glaube, dass Sie oder eine andere Person ein eindeutiges Risiko eines anstehenden Schadens haben;

c) Zum Zwecke der Einhaltung einer Rechtsordnung wie z.B. einer Vorladung oder wenn die Offenlegung anderweitig gesetzlich vorgeschrieben oder genehmigt ist.

d) Wenn Sie bei mir in Paartherapie sind, sagen Sie mir nichts, was Sie vor Ihrem Partner geheim halten möchten.

e) Ich kann auch Informationen für eine professionelle Beratung oder für eine professionelle Präsentation oder ein Dokument weitergeben, wobei Ihre Identität vertraulich bleibt. Hinweis: Wenn Sie Klient in einer Institutsklinik sind, stehen Ihre vollständigen Informationen anderen Mitarbeitern des Instituts bei Bedarf zur Verfügung.

f) Ich kann auch anonyme Daten (Dauer, Wirksamkeit, ungewöhnliche Probleme) aus unseren Sitzungen mit anderen besprechen, um die Qualität der von uns verwendeten Prozesse zu verbessern.

g) Sie sollten sich darüber im Klaren sein, dass E-Mails oder Handys von anderen überwacht werden können.

❑ Wir haben Ausnahmen von der Vertraulichkeit besprochen, und ich verstehe und stimme diesen Therapiebedingungen zu.

Nutzen und Risiken der Traumatherapie

Die Trauma-Therapie, die wir durchführen werden, soll die spezifischen Themen heilen, über die Sie und ich in unserer Vereinbarung „Bezahlen für Ergebnisse" entscheiden. Die Traumatherapie kann auch tiefere persönliche Einsichten und Bewusstsein bringen, Lösungen oder bessere Möglichkeiten des Verstehens und Bewältigens von Problemen, verbesserte Beziehungen, eine signifikante Reduzierung von Stressgefühlen und einen besseren Einblick in persönliche Ziele und Werte bringen.

Sie sollten jedoch wissen, dass eine Traumatherapie in der Regel Ihre Bereitschaft erfordert, schwierige Themen oder Zeiten in Ihrem Leben zu untersuchen und zu diskutieren, stärkere Emotionen als üblich zu erleben und neue und andere Verhaltensweisen auszuprobieren. Die Therapie kann sich manchmal herausfordernd und schwierig anfühlen. Unbequeme Gefühle und Erfahrungen können angesprochen werden (indem Sie Wut, Trauer, Schuldgefühle, Verlust, Frustration usw. empfinden) sowie körperliches Unwohlsein oder Schmerzen (Übelkeit, Beschwerden, Schmerzen). Während der Behandlung können Sie sich evtl. erst schlechter fühlen, bevor Sie sich danach besser fühlen und dabei kann ich Ihnen u.U. einfach nicht helfen, oder in seltenen Fällen kann Ihnen die Therapie das Gefühl vermitteln, sich danach schlechter zu fühlen als zu Beginn. Aber letztendlich können Sie entscheiden, was wir besprechen und womit wir arbeiten. Wenn Sie sich unwohl fühlen oder nicht bereit sind, ein bestimmtes Thema zu diskutieren, ist das völlig in Ordnung.

In Ihrer Sitzung werden wir mit ziemlicher Sicherheit eine oder mehrere moderne Therapien wie EMDR, EFT, TAT, TIR oder WHH anwenden, abhängig von Ihrem Problem und anderen Faktoren. (Sie funktionieren viel besser als ältere Trauma-Techniken.) Sie sollten auch wissen, dass diese Techniken, obwohl sie weit verbreitet sind, immer noch als experimentell gelten und Ihnen Probleme bereiten können, die noch nicht erkannt wurden. Die Techniken, die Sie innerhalb der Therapie erlernen können, sind für Ihren eigenen Gebrauch bestimmt und dürfen nicht an andere weitergegeben werden, seien es Partner, Familie, Freunde, Therapeuten oder Klienten, um deren Sicherheit zu gewährleisten. Dabei könnte nämlich etwas schiefgehen und Kenntnisse aus einer regulären Ausbildung wären erforderlich. Einige dieser Techniken sind zudem urheberrechtlich geschützt.

Es gibt verschiedene andere Arten der Therapie, die Sie statt unserer Therapie anwenden können. Z.B. könnten Sie einen Ratgeber benötigen, der Ihnen hilft, eine Entscheidung in Ihrem Leben zu treffen und nicht jemanden, um Ihre Gefühle zu heilen, die Sie während dieser Situation haben. Wenn Sie sich entscheiden weiterzumachen, schauen wir uns das Thema an, das Sie heilen wollen und entscheiden, ob es etwas ist, worauf wir uns einigen können und wie wir den Erfolg messen können. Und natürlich können Sie nach dieser Diskussion auch zu dem Entschluss kommen, dass es zu diesem Zeitpunkt am besten für Sie ist, einfach nichts zu tun.

❏ Wir haben die Vorteile, Risiken und andere Möglichkeiten der Therapie besprochen, und ich verstehe und beschließe, mit der Traumatherapie fortzufahren.

Nutzen und Risiken von Spitzenbewusstseinszuständen

Es gibt eine andere Art der Therapie, bei der es darum geht, bestimmte Spitzenbewusstseinszustände zu erreichen. Zum Beispiel können Sie einen kontinuierlich ruhigen Verstand oder ein Gefühl des Friedens bekommen, das größer als normal ist.

Was sind also die Schwierigkeiten oder Risiken bei der Anwendung dieser Prozesse? Erstens geht es um die Heilung von pränatalen Traumata. Wenn Sie diese nicht vollständig heilen, können Sie sich für einen Zeitraum von Stunden bis Tagen und vielleicht auch länger schlecht fühlen, bis diese Erinnerungen wieder versinken und Ihr Bewusstsein verlassen. Zweitens sind diese Verfahren relativ neu und experimentell. Langzeiteffekte, falls vorhanden, wurden nicht untersucht oder erforscht. Das bedeutet, dass es zu Problemen kommen könnte, die wir noch nie zuvor gesehen haben und mit denen wir nicht umgehen können. Analog ist dieses wie ein neues Medikament, bei welchem es sich nach einigen Jahren herausstellt, dass es Nebenwirkungen hat, welche nur manche Menschen beeinflussen. Falls Probleme auftreten, werde ich Spezialisten hinzuziehen, aber auch diese können Ihr Problem u.U. nicht lösen. Warum sollten Sie in Anbetracht dessen jemals ein solches Verfahren anwenden wollen? Der Grund ist derselbe wie der, warum Sie ein neues Medikament nehmen würden - es kann Dinge tun, die Sie wirklich wollen und es gibt keine offensichtlichen Probleme (zumindest bis jetzt).

Natürlich sollte diese Techniken aus Sicherheitsgründen nur ein Therapeut anwenden, der darin ausgebildet ist. Wenn Sie mit dieser Art der Behandlung fortfahren, dürfen Sie sich über die Techniken nicht mit anderen austauschen, einschließlich Ihrem Ehepartner oder anderen Therapeuten, die Sie kennen.

❑ Wir haben die Vorteile und Risiken der Spitzenbewusstseinszustände diskutiert. Ich verstehe, dass es nach der Behandlung noch Probleme geben kann. Markieren Sie die für Sie zutreffende Wahl:

- Ja, ich bin bereit, die Risiken und Konsequenzen, die sich daraus ergeben können, zu akzeptieren und diese Prozesse zu nutzen. Ich stimme zu, die Techniken nicht mit anderen (einschließlich Freunden und Familie) zu besprechen.

- Nein, ich bin nicht bereit, die Risiken zu akzeptieren oder die volle Verantwortung für das zu übernehmen, was geschieht und werde daher die Prozesse nicht nutzen.

Praktische Details

Wenn Sie sich entscheiden, mit der Therapie zu beginnen, werden wir zunächst eine Vereinbarung über „Bezahlen für Ergebnisse" für Ihre Therapie ausarbeiten. Die Sitzungen dauern in der Regel zwei Stunden, können aber länger dauern und wir werden uns auf einen Zeitplan einigen, der für uns beide funktioniert. Wenn Sie drei Sitzungen ohne Absage oder mit einer Frist von weniger als 24 Stunden versäumen oder die Therapie vor Abschluss absagen (bis zu fünf Sitzungen), wird Ihre Anzahlung (falls vorhanden) einbehalten. Ich mache keine Abrechnung mit der Krankenversicherung.

Ich ermutige Sie, mich anzurufen, wenn sich aufgrund unserer Arbeit zwischen den Sitzungen Notfallsituationen ergeben, wobei andere Anliegen in Ihrer regelmäßigen Therapiesitzung besprochen werden sollten. Meine Telefonnummer steht am Ende dieses Dokuments. Wenn ich nicht erreichbar oder im Urlaub bin, gebe ich Ihnen eine Kontaktnummer von jemandem, der Ihnen helfen kann.

Wenn Sie einen lebensbedrohlichen Notfall haben, müssen Sie entweder die Suizid- oder die Krisenhotline anrufen

---

Ich biete nur nicht-notfalltherapeutische Leistungen nach Terminvereinbarung an. Wenn ich zusätzliche oder intensivere Dienstleistungen benötige, kann ich Sie an eine andere Organisation verweisen, um erweiterte Dienstleistungen zu erhalten.

❏ Wir haben praktische Details unserer Zusammenarbeit besprochen, insbesondere über Notfälle und ich verstehe und stimme diesen Bedingungen zu.

Rezensionen, Empfehlungen und Beenden

In der Beratung haben Sie jederzeit das Recht:

    a. Eine Überprüfung Ihrer Fortschritte und aller Themen in diesem Formular zu erhalten;

    b. An einen anderen Berater oder Gesundheitstherapeuten überwiesen zu werden;

    c. Widerruf der Einwilligung zur Erhebung, Verwendung oder Weitergabe Ihrer personenbezogenen Daten, sofern dies nicht gesetzlich ausgeschlossen ist;

    d. Beenden Sie die Beratung oder therapeutische Beziehung, indem Sie den Therapeuten oder Berater benachrichtigen. Dieses kann dazu führen, dass Ihre Anzahlung ganz oder teilweise einbehalten wird, wobei der Betrag kleiner oder gleich des Standardstundensatzes von

100 Euro/Std. ist, abhängig von der Zeit, die Sie bereits in der Therapie verbracht haben.

e. Auf die Informationen in Ihren Beratungsunterlagen zuzugreifen oder eine Kopie davon zu erhalten, vorbehaltlich der gesetzlichen Bestimmungen.

Ich behalte mir das Recht vor, die Therapie jederzeit zu beenden. Das kann zum Beispiel geschehen, wenn ich glaube, dass ich Ihnen nicht helfen kann. In diesem Fall wird Ihnen unsere Arbeit bis zu diesem Zeitpunkt nicht in Rechnung gestellt und Ihre Kaution (falls vorhanden) zurückerstattet.

❑ Wir haben meine Rechte rund um die Beendigung der Therapie besprochen, und ich verstehe und stimme diesen Bedingungen zu.

Bedenken oder Beschwerden

Wenn Sie sich über irgendeinen Aspekt Ihrer Beratung Sorgen machen, würde ich es vorziehen, wenn Sie sich zuerst an mich wenden. Wenn Sie der Meinung sind, dass dies unmöglich oder unsicher ist oder wenn Ihr Anliegen nicht durch unser Gespräch gelöst wird, sollten Sie sich an das Peak States Institut, erreichbar unter +1-250-413-3211, wenden. Wenn dieses Ihre Beschwerde nicht löst, sollten Sie sich an die örtliche Behörde wenden, die die Therapeuten in Ihrem Land betreut.

❑ Wir haben besprochen, wie ich mit Beschwerden oder Problemen, die ich mit meinem Therapeuten habe, umgehen soll und ich verstehe und stimme diesen Bedingungen zu.

Unterschrift
„Meine Unterschrift unten bestätigt, dass ich (der Klient) das oben Gesagte gelesen habe, die Gelegenheit hatte, es mit dem Therapeuten zu besprechen, genügend Zeit hatte, es sorgfältig zu überdenken und meine Fragen zu meiner Zufriedenheit beantwortet wurden.

Name des Klienten   Name des Therapeuten

Unterschrift des Klienten   Unterschrift des Therapeuten

Datum der Unterzeichnung   Unterschrift des Zeugen (falls vorhanden)

Die Technik der Körperhirnassoziation - Body Association Technique™

Körperhirnassoziationen sind traumabedingte, unlogische Verbindungen zwischen unabhängigen Gefühlen und Empfindungen, so ähnlich wie Pavlovs Hund, der beim Klang einer Glocke speichelt. Die Body Association Technique™ (siehe unten) wird verwendet, um diese Körperhirnassoziationen schnell und einfach zu beseitigen. Obwohl die Technik für eine Reihe von psychologischen Themen verwendet werden kann, konzentrieren wir uns in diesem Buch nur darauf, wie man sie für die Ausschaltung von Ribosomalstimmen verwenden kann.

Ausschalten der Ribosomalstimmen

Wenn Sie die Body Association Technique™ verwenden, um „Stimmen" auszuschalten:

- Die Technik löst jeweils eine Ribosomalstimme auf.
- Das Verfahren ist ideal, um einige problematische Stimmen zu beseitigen, da es schmerzlos, schnell und ohne Nebenwirkungen ist, mit Ausnahme von möglichen Anpassungsproblemen an die Änderungen (wie unten beschrieben).
- Sie kann auch verwendet werden, um die Ribosomen auszuschalten, welche eine traumabedingte sexuelle Anziehung verursachen (da diese die gleichen Ribosomen sind, die auch Stimmen enthalten können).
- Mit Geduld und Wiederholung kann sie dazu verwendet werden, alle Stimmen auszuschalten.
- Diese Technik sollte mit einem Therapeuten angewendet werden, kann aber nach einer anfänglichen Anleitung auch zur Selbsthilfe eingesetzt werden. (Siehe Kapitel 6 für weitere Details).

(Beachten Sie, dass wir für eine gleichzeitige und dauerhafte Beseitigung aller Ribosomalstimmen derzeit einen Regressionsprozess verwenden, der Teil der

Silent Mind Technique™, Revision 2.3, ist. Dieser Prozess ist jedoch langsamer, schwieriger und hat mehr potenzielle Nebenwirkungen und Anpassungsprobleme als der unten beschriebene Ansatz der Body Association Technique™.)

Wie beseitigt man eine Problem-Stimme?

Die Technik muss sehr gezielt eingesetzt werden, um eine Ribosomalstimme zu eliminieren. In Schritt 1 (unten) sollen Sie sich auf die betreffende Stimme konzentrieren und ihren Emotionalton herausfinden. Wir empfehlen auch, dass Sie herausfinden, wo sich die Stimme im Raum befindet, so dass Sie merken können, wenn die betreffende Stimme entfernt wird und Sie diese nicht mit einer anderen Stimme von einer anderen Stelle verwechseln.

In Schritt 2 sollen Sie die Hand ermitteln, welche die vorgestellte zerknitterte Papiertüte hält, aus welcher genau der oben ermittelte Emotionalton ausstrahlt. In diesem Fall gibt es nur ein Ribosom, das genau damit übereinstimmt - Sie müssen den Vorgang für diese Stimme nicht noch einmal wiederholen. (So kann Schritt 4 übersprungen werden, vorausgesetzt, Sie haben eine exakte Übereinstimmung des Emotionaltons mit dem des Ribosoms in Ihrer Hand.)

In Schritt 3 verwenden Sie die Body Association Technique™, um die Heilung durchzuführen. Diese Stimme verschwindet von dem Ort, an dem sie sich im Raum befand und hinterlässt dort das Gefühl einer Leere oder einer leeren Fläche.

Eine sexuelle Anziehung heilen, um eine Stimme zu entfernen

Die Body Association Technique™ kann auch verwendet werden, um Stimmen auf indirekte Weise zu entfernen. Wenn eine dysfunktionale sexuelle Anziehung beseitigt ist, wird gleichzeitig auch eine entsprechende Ribosomalstimme entfernt. Nicht jede Anziehung hat eine Stimme, aber sie alle können in Zukunft zu Stimmen werden. Sie alle zu beseitigen ist also ein guter proaktiver Schritt. Auch diese mächtigen, dysfunktionalen Anziehungen verursachen Chaos im Leben der Menschen, sodass ihre Beseitigung eine sehr gute Vorgehensweise ist.

Für Schritt 1 soll sich der Klient auf alle diejenigen konzentrieren, für die er eine sexuelle Anziehungskraft fühlt. Das können Menschen sein, welche er kennt oder Filmschauspieler. Lassen Sie den Klienten den dominierenden Emotionalton der anderen Person wahrnehmen (wütend, traurig, glücklich, etc.). Ignorieren Sie die Reaktion des Klienten auf den Emotionalton der anderen Person. Zum Beispiel kann die andere Person wütend auf den Klienten sein, das führt wiederum dazu, dass sich der Klient abgewiesen oder abgelehnt fühlt. Das richtig verwendete Gefühl bei der

Technik wäre die Wut der anderen Person und nicht das Gefühl des Klienten darauf. Verwenden Sie die Schritte 2 und 3 für diese Emotion, bis die Körperhirnassoziation geheilt ist. Wenn Sie die entsprechende emotionale Körperhirnassoziation beseitigt haben, wird der Klient plötzlich keine physische sexuelle Anziehung mehr zu dieser Person verspüren. Es gibt nur ein Ribosom pro sexueller Anziehung. Wenn es immer noch eine sexuelle Anziehung gibt, wiederholen Sie den Vorgang (Schritt 4), um den entsprechende Emotionalton zu beseitigen.

Da diese Anziehungen irrational mit dem Überleben verbunden sind, empfehlen wir, zuerst die stärksten Anziehungen auszuwählen, da sie wahrscheinlich die meisten Probleme im Leben des Klienten verursachen.

Mögliche Anpassungsprobleme bei der Entfernung der Ribosomalstimmen

Unserer Erfahrung nach gibt es keine Nebenwirkungen durch die Body Association Technique™ selbst. Allerdings kann es nach der Entfernung der Stimmen zu Anpassungsproblemen kommen.

- Wenn Sie beispielsweise versehentlich die Körperhirnassoziationen heilen, die Sie zu dem Emotionalton Ihres Partners haben, können Sie vorübergehend Ihre sexuelle Anziehung zu Ihrem Partner verlieren. Wenn diese emotionale Abhängigkeit der einzige Grund war, warum Sie mit Ihrem Partner zusammen sind, könnten Sie zweifellos mit großen Anpassungsproblemen konfrontiert werden.

- Ein weiteres mögliches Thema sind plötzlich auftretende Einsamkeitsgefühle bei abrupter Abwesenheit der Stimme(n). Der Therapeut sollte am Ende des Prozesses überprüfen, ob dies der Fall ist - wenn ja, verwendet er Standardtechniken (wie EFT), um dieses Gefühl der Einsamkeit zu beseitigen.

Wenn Sie alle Ihre Ribosomalstimmen mit diesem Vorgehen eliminieren, kann es bei einigen Menschen zu folgenden möglichen Problemen kommen: (Siehe Kapitel 6 für eine ausführliche Diskussion.)

- Geräusche und Stimmen wirken plötzlich lauter, manchmal auch viel lauter.

- Eine Stimme kann übersehen werden, weil sie still war, als Sie sich auf sie konzentrierten.

- Eine neue Stimme kann später plötzlich auftauchen. Wenn Sie sie unterdrücken, werden Sie feststellen, dass entweder Gedanken auftreten oder das Gefühl von plötzlicher Schwere.

Die Technik der Körperhirnassoziation - Body Association Technique™
Revision 2.0, Feb 22, 2013

Schritt 1: Identifizieren Sie das zu bearbeitende Gefühl, das Empfinden oder die Emotion.
Der Klient identifiziert und benennt die Empfindung oder Emotion, die eine Körperhirnassoziation haben könnte.

Bei dieser Technik ist es nicht notwendig, die anderen damit verbundenen Gefühle zu finden. Stattdessen können Sie, wenn Sie vermuten, dass es eine Körperhirnassoziation gibt, einfach das Gefühl verwenden, das der Klient fühlt - alle anderen damit verbundenen Gefühle werden automatisch durch die Technik beseitigt werden.

Körperhirnassoziationen können vielfältig sein und ohne jeglichen logischen Zusammenhang. Ein bestimmtes festklebendes Gen des Körperhirns kann mehr als ein einziges Paar von Körperhirnassoziationen hervorrufen; zum Beispiel kann das Kältegefühl mit Angst verbunden sein, die wiederum mit der Farbe Rot verbunden ist, die mit... usw. verbunden ist. (Als einfache Annäherung könnte man diese Körperhirnassoziationen als Sucht betrachten, obwohl sie auch viele andere Auswirkungen verursachen können.)

Beispiele:
Körperhirnassoziationen machen im Allgemeinen keinen logischen Sinn oder haben irgendein Muster (außer bei einigen Entwicklungsereignissen, bei denen die Empfindungen für alle Personen gleich sind und somit vorhergesagt werden können). So haben wir bei Klienten eine Vielzahl von Körperhirnassoziationsthemen gesehen, zum Beispiel: das Gefühl von „Liebe" war mit „Schmerz" verbunden; „Spitzenbewusstseinszustände zu erreichen" war mit „Ich werde sterben oder vernichtet werden"; „Vertrauen" war mit „Vernichtung", „Tod", „Verrat" und „Verlust der Kontrolle" verbunden; „öffentliches Sprechen" war mit „Ich werde sterben" verbunden.

Körperhirnassoziationen können auch indirektere Probleme verursachen. Zum Beispiel hatte ein Klient das Gefühl des Friedens und der Ruhe, das mit dem Tod assoziiert war. Um den Tod zu vermeiden, stimulierte dieser Klient ständig neue traumatische Gefühle in seinem Bewusstsein - und verursachte dadurch ein unendliches Drama in seinem Leben.

Schritt 2: Finden Sie die Körperhirnassoziation
Lassen Sie den Klienten eine Hand mit der Handfläche nach oben ausstrecken, wobei die Finger leicht schalenförmig gehalten werden. Bitten Sie ihn, sich vorzustellen, dass er eine „zerknitterte Papiertüte" (wie eine leere Imbisstüte) in der Hand hält. Dann soll der Klient prüfen, ob er fühlen kann, dass die zerknitterte Papiertüte die zu bearbeitende Körperhirnassoziation ausstrahlt. Der Klient wird versuchen, Ihre Anweisungen zu befolgen. Wenn er keine Körperhirnassoziation findet, wird die Methode keinen Erfolg haben. Wenn er jedoch eine reale Körperhirnassoziation hat, empfindet der Klient so, als ob die unsichtbare zerknitterte Papiertüte in seiner Hand die Empfindung (oder das Gefühl) ausstrahlt, das er bearbeiten will. Dieses Gefühl ist sehr eindeutig und wenn ein Klient das einmal erlebt hat, lässt er sich von seiner Phantasie nicht mehr täuschen oder erfindet etwas.

Dieser Trick mit der Hand simuliert das Empfinden der Pore des Endoplasmatischen Retikulums, welche das Ribosom hält, von dem das Gefühl der Körperhirnassoziation ausgestrahlt wird.

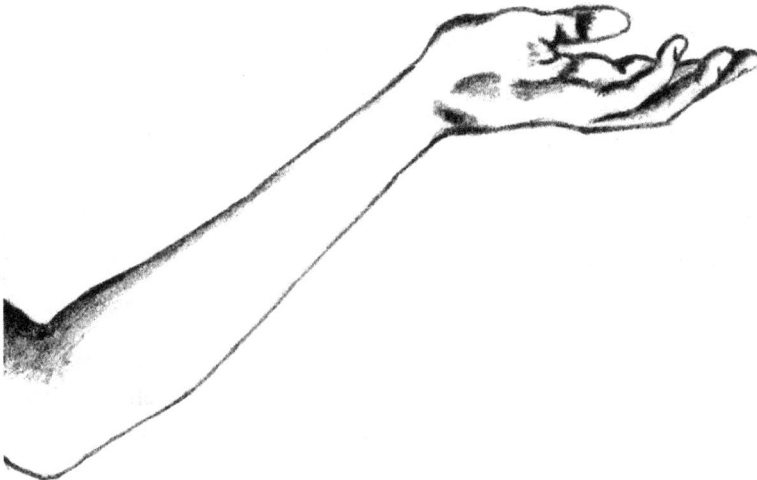

Bild D.1: Lassen Sie den Klienten die Hand mit den Fingern nach oben halten, als ob er bereit wäre, etwas zu halten.

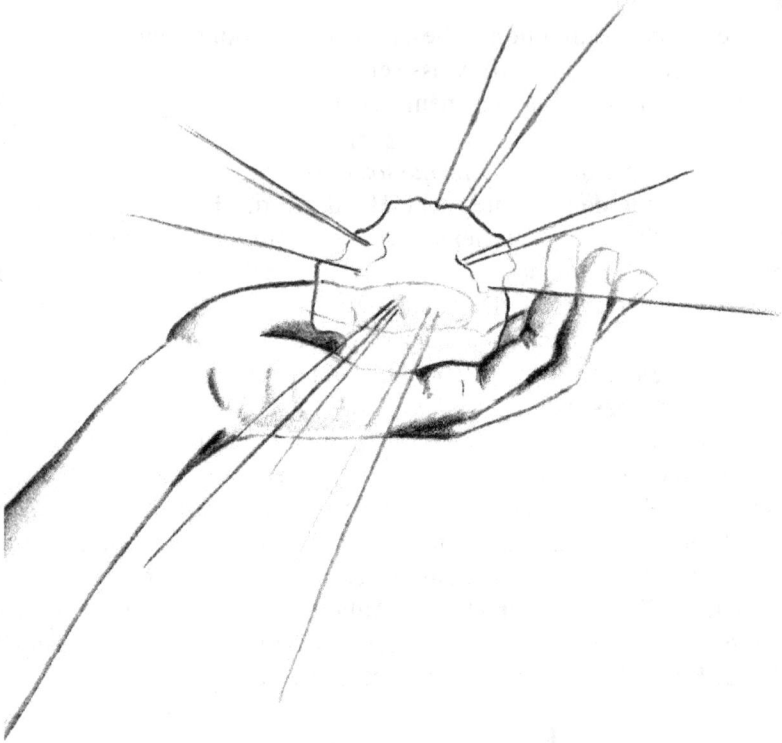

Bild D.2: Bitten Sie den Klienten, eine unsichtbare zerknitterte Papiertüte in der Hand zu halten, welche das zu bearbeitende Gefühl ausstrahlt. Lassen Sie ihn abwechselnd beide Hände überprüfen, um die „zerknitterte Papiertüte" zu finden, welche sich in seiner Vorstellung am deutlichsten anfühlt.

Schritt 3: Ausschalten der Körperhirnassoziation

Lassen Sie den Klienten auf den „9-Gamut-Punkt" der Hand klopfen, in der er die imaginierte Papiertüte mit dem zu bearbeitenden Gefühl hält. Normalerweise kann der Klient das Klopfen selbst durchführen, der Therapeut ist dabei in der Regel überflüssig. Die übliche Zeit für die Auflösung einer Körperhirnassoziation beträgt ca. 90 Sekunden. Dauert es länger als 2 Minuten, stoppen Sie den Prozess, weil etwas nicht stimmt – wahrscheinlich hat der Klient in diesem Fall keine wirkliche Körperhirnassoziation in dieser Hand und hat sich diese nur vorgestellt. Glücklicherweise haben wir noch keinen Klienten gesehen, der diesen Prozess nicht durchführen kann - diese Technik ist sehr, sehr robust.

Wenn das festklebende Gen freigesetzt wird, steigt die „zerknitterte Papiertüte" (das Ribosom) aus der Hand auf und löst sich auf. Dies ist für den

Klienten in der Regel eine ziemliche Überraschung, weil es außerhalb seiner Kontrolle liegt - bis zu diesem Zeitpunkt hat er vielleicht gedacht, dies sei nur eine psychologische Übung seiner Vorstellungskraft. Dieses ist auch ein sehr guter Abschluss, auf den der Therapeut warten sollte. Lassen Sie den Klienten noch etwa fünfzehn Sekunden nach dem Verschwinden der zerknitterten Papiertüte klopfen, um das geschädigte Histon-Protein auf dem festklebenden Gen noch vollständig zu heilen.

In einigen Fällen verschwindet die „zerknitterte Papiertüte" nur teilweise und hinterlässt einige der Empfindungen, die in der Tüte waren. Ursache hierfür sind die „multiplen Wurzeln" – wenn mehr als ein Gen an der Körperhirnassoziation beteiligt war. (Optisch ist ein Teil des Ribosoms aufgelöst, aber nicht alles.) In diesem Fall einfach weiter klopfen, bis der Rest der „zerknitterten Papiertüte" vollständig verschwunden ist.

Anstatt zu klopfen, kann der Klient auch ein Gefühl der Liebe und Freude entlang des Armes, in dem er die Papiertüte hält, in seinen Körper senden, um die Heilung zu vollziehen. Viele Klienten können jedoch diesen Ansatz nicht umsetzen, deshalb empfehlen wir stattdessen das Klopfen, das für alle funktioniert.

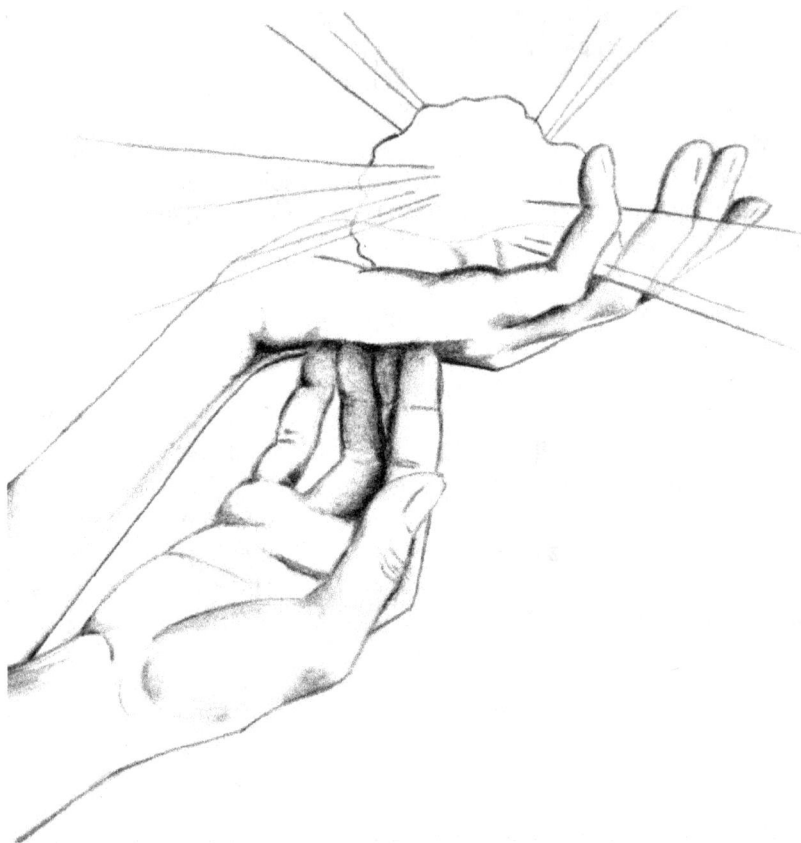

Bild D.3: Lassen Sie den Klienten auf den 9-Gamut-Punkt klopfen, während er sich auf das ausstrahlende Gefühl in der imaginären zerknitterten Papiertüte konzentriert. (Der 9-Gamut-Meridianpunkt befindet sich auf dem Handrücken zwischen den Sehnen des Ringfingers und des kleinen Fingers.)

Schritt 4: Suchen Sie weitere Körperhirnassoziationen
    Kehren Sie zum ursprünglichen Thema zurück und bitten Sie den Klienten, sich die unsichtbare zerknitterte Papiertüte mit dem gleichen zu bearbeitenden Gefühl oder der gleichen Emotion auch in der anderen Hand vorzustellen. Er kann dies, wenn ein mütterliches Gen und das väterliche Gen die gleiche Körperhirnassoziation haben. Wenn er auch in dieser Hand eine Papiertüte wahrnehmen kann, die seine Empfindungen ausstrahlt, dann heilen, wie in Schritt 3 beschrieben. Wechseln Sie danach wieder zurück zur ersten Hand und suchen Sie nach einer weiteren zerknitterten Papiertüte (Ribosom), die ebenfalls das gleiche Ausgangsgefühl hat. Heilen wie in

Schritt 3 beschrieben. Dann wieder die Hände wechseln und die Behandlung wie oben beschrieben fortsetzen. Wenn er keine zerknitterte Papiertüte mehr mit dem zu bearbeitenden Gefühl in beiden Händen findet, sind Sie fertig.

Alternativ dazu können Sie bei einer Hand bleiben und alle feststeckenden Ribosome (zerknitterte Papiertüten), die das zu bearbeitende Gefühl haben, nacheinander heilen. Wenn der Klient in dieser Hand nichts mehr finden kann (der Versuch, eine zerknitterte Papiertüte zu fühlen, ist jetzt wie reine Phantasie ohne jegliche Substanz), dann wechseln Sie zur anderen Hand und heilen Sie jede neue zerknitterte Papiertüte, welche das zu bearbeitende Gefühl hat. Aber es ist in der Regel einfacher, die Hände nach jeder Körperhirnassoziationsheilung hin- und herzuwechseln - dies deckt auch Körperhirnassoziationen auf, die zu Beginn des Prozesses noch nicht bekannt waren.

Warum kann es mehr als eine zerknitterte Papiertüte geben? Da sich die Körperhirnassoziationen während eines biographischen Trauma-Augenblickes bilden, kann ein Klient, wenn er in Situationen gerät, die gleich oder ähnlich sind, ein Assoziationsgefühl haben, welches an eine Reihe von beschädigten Körpergenen gebunden ist. Sagen wir zum Beispiel, dass Sie versuchen, eine Körperhirnassoziation zum Biertrinken zu heilen, so könnte es eine Reihe von „Bier"-Körperhirnassoziationen aus verschiedenen Zeiten Ihres Lebens geben.

Im Allgemeinen müssen wir nur ein oder zwei zu bearbeitende Ribosome heilen (z.B. gibt es nur eine Körperhirnassoziation je Ribosomalstimme). Aber einige Probleme können viele (bis zu einem Dutzend) Ribosome haben, die geheilt werden müssen. Da dieses eher ungewöhnlich ist, bearbeiten Sie wahrscheinlich zerknitterte Papiertüten mit ähnlichen Gefühlen und nicht nur das zu bearbeitende Gefühl. Wenn Sie als Therapeut einen Klienten haben, müssen Sie entscheiden, ob auch deren Heilung hilfreich ist oder nur ein irrelevantes Nebenproblem.

Fahren Sie fort, bis der Klient keine imaginären zerknitterten Papiertüten in keiner Hand mehr findet, die das zu Bearbeitende ausstrahlen.

Schritt 5 Überprüfen Sie das Ausgangsthema
Da Sie Körperhirnassoziationen aus einem bestimmten Grund heilen - wie z.B. die Beseitigung einer Ribosomalstimme, Entzugs- oder Suchtsymptome oder ein Symptom, das immer wiederkehrt - überprüfen Sie das ursprüngliche Thema. Wiederholen Sie dies für alle neuen Körperhirnassoziationen, die Sie bemerken. (Hinweis für Therapeuten: Wenn dies abgeschlossen ist, sollten Sie vielleicht die Heilung der Generations- oder der biographischen Traumata fortsetzen, wie in Paula Courteaus *The Whole-Hearted Healing Workbook* beschrieben.)

Eine letzte Warnung

Versuchen Sie nicht, diese Technik zu verbessern oder zu modifizieren. Ihre Sicherheit wurde sehr gut getestet; jede größere Veränderung kann negative Symptome von subzellulären Krankheitserregern oder einer störenden subzellulären Homöostase auslösen.

Die Sippenblockade Technik - Tribal Block Technique™

Dieser Prozess ist für Klienten gedacht, die mit einer Sippenblockade zu kämpfen haben. Die Sippenblockade beeinflusst persönliche Entscheidungen, führt dazu, dass Menschen in dysfunktionalen sozialen Rollen bleiben und auf schädigende Weise handeln, die von ihrer Kultur und Gesellschaft genehmigt sind.

- Dieser Prozess wird verwendet, um je ein Thema einer Sippenblockade zu beseitigen.
- Die meisten Menschen können diesen Prozess erfolgreich anwenden, wobei er für eine (relativ kurze) Zeit relativ intensives emotionales Leiden verursachen kann.
- Dieses Verfahren sollte mit einem Therapeuten angewendet werden, kann aber nach einer ersten Einführung auch zur Selbsthilfe eingesetzt werden. Es kann ohne Anleitung schwierig sein, sich den Gefühlen zu stellen, besonders während der ersten Behandlung.
- Wir haben keine Probleme bei der Anwendung dieser Technik festgestellt, aber sie sollte mit Vorsicht angewendet werden, weil es ein theoretisches Potenzial für die Stimulierung eines Nabelschnurdurchtrennung-Traumas mit den damit verbundenen Suizid-Gedanken gibt.
- Wenn Sie sich derzeit oder in letzter Zeit suizidgefährdet fühlen, verwenden Sie diese Technik nur unter der Aufsicht eines in der Suizidintervention ausgebildeten Therapeuten.

Diese Technik zeigt die Existenz und die psychologischen Auswirkungen einer schweren, sehr weit verbreiteten subzellulären Pilzinfektion. Für eine vollständige und dauerhafte Beseitigung dieses Pilzparasiten mit all seinen Themen der Sippenblockade verwenden wir derzeit den Regressionsprozess, der Teil der Silent Mind Technique™ ist. Allerdings ist diese langwieriger und schwieriger auszuführen und hat überdies potenzielle Nebenwirkungen. (Für weitere Informationen siehe Kapitel 4 und 6.)

Die Sippenblockade-Technik - Tribal Block Technique™
Revision 1.7, Sept 20, 2011

Schritt 1: Benennen Sie das Thema
Lassen Sie den Klienten sein Problem definieren. Jede Situation hat ihre eigene, einzigartige Sippenblockade. Wir empfehlen dem Klienten dringend, sein Problem in einem einzigen kurzen Satz aufzuschreiben. Er soll sich nur auf dieses eine Thema konzentrieren und nicht zu anderen Variationen oder Themen abschweifen. Wenn er das tut, kann er den Prozess nie beenden, weil ein unendlicher Strom von Emotionen entsteht.

Überraschenderweise kann eine Sippenblockade bei fast jeder Aktivität im Leben zum Vorschein kommen. Für die meisten Menschen wirkt die Sippenblockade, um sie im „Status quo" oder in ihrer Rolle im Leben zu halten, egal wie diese Situation ist. Einige spezifische Themen, die fast immer durch eine Sippenblockade blockiert sind, sind beispielsweise der Wunsch nach einem Spitzenbewusstseinszustand oder nach altruistisch positiven Aktionen in der Welt.

Da die Sippenblockade viele Probleme und Verhaltensweisen des Klienten beeinflusst, empfehlen wir, diese vor Beginn einer Therapie immer zu überprüfen.

Beispiel:
Eine Studentin fühlte intensive Angst, als sie ein Buch über Spitzenbewusstseinszustände las. Sie entdeckte, als sie ihre Aufmerksamkeit auf ihren Bauchnabel lenkte, dass sich die Angst als das Thema der Sippenblockade entpuppte. Sie benutzte die Sippenblockade-Technik beim Lesen und Ausführen des Prozesses für den Spitzenbewusstseinszustand und die Angst verschwand.

Schritt 2: Verschieben Sie Ihr CoA (Bewusstseinszentrum) hinter Ihren Bauchnabel
Bewegen Sie Ihr CoA direkt hinter Ihren Bauchnabel, so als ob Sie aus einem Schlüsselloch oder dem Bullauge eines Bootes schauen würden. (Siehe Kapitel 3 für die Definition des CoA). Eine gewisse Trauma-Heilung kann notwendig sein, damit der Klient sein CoA in den Nabel bewegen kann - Techniken wie EFT sind oft hilfreich. Wenn Sie Schwierigkeiten haben, Ihr

CoA am Bauch zu halten, ist es manchmal hilfreich, wenn Sie Ihre Hand über den Nabel legen.

Einige Probanden haben herausgefunden, dass es für sie effektiver ist, ihr CoA nicht auf ihren Bauchnabel zu verschieben, sondern es dort zu lassen, wo es ist und ihren Bauchnabel an die Stelle ihres CoA in ihrem Körper zu „bewegen". Obgleich es sich anhört, als wäre es die gleiche Prozedur, berichteten sie, dass dieses Vorgehen bei ihnen funktioniert, während der Versuch, ihr CoA zu verschieben, scheiterte.

Beispiel:
Eine Klientin hatte ein Thema damit, ihr CoA in ihren Bauch zu bringen. Es stellte sich heraus, dass sich dieser Bereich ihres Körpers taub anfühlte, seit sie einen Kaiserschnitt hatte. Die Klientin wusste nicht, dass ihr CoA wegen der Taubheit nicht an den richtigen Ort kam. Die Heilung des Kaiserschnitt-Traumas hat das Problem beseitigt und ihr erlaubt, ihr CoA erfolgreich zum Bauchnabel zu bewegen.

Schritt 2a: Ungewöhnlich schwere Sippenblockade
Menschen, die eine ungewöhnlich schwere Sippenblockade haben, sind oft in der Lage, einfach ihre Augen zu schließen und „nach außen zu schauen" und zu spüren oder etwas zu „sehen", was sich wie eine Anhäufung vieler Menschen oder Gegenstände anfühlt. Diese Menschen oder Objekte senden emotionale Gefühle (die entweder positiv oder negativ sein können) an den Klienten. Wenn dies der Fall ist, überspringen Sie Schritt 2 - bewegen Sie Ihr CoA nicht auf den Bauchnabel - und fahren Sie mit Schritt 4 fort. Wir gehen derzeit davon aus, dass dies bei etwa 10-20% der Menschen der Fall ist.

Vorsicht
Menschen, die diese Erfahrung einer exzessiven Sippenblockade haben, sollten ihr CoA nicht in den Bauchnabelbereich verschieben. Das macht ihr zugrundeliegendes Thema der Sippenblockade noch schlimmer.

Schritt 3: Spüren Sie die Emotion, die in Ihren Bauchnabel kommt.
Sobald Ihr CoA in Ihrem Bauch hinter dem Bauchnabel ist, „schauen" Sie aus Ihrem Bauchnabel heraus und während Sie über das Thema nachdenken, welches Sie zu lösen versuchen, spüren Sie, welche Emotionen auf Sie (in Sie) von außen zukommen. Es ist ein bisschen wie ein Schlüsselloch oder ein kleines Bullauge. (Kinästhetisch könnte es sich anfühlen, als würde man sich vom Bauchnabel aus ausdehnen.) Viele

Menschen können die Dinge da draußen „sehen", aber das ist nicht nötig - der Schlüssel ist, die Emotionen zu spüren, die durch den Bauchnabel von der „Sippe" kommen. Konzentrieren Sie sich auf das Fühlen (oder Empfinden, wenn Sie kinästhetisch ausgerichtet sind) von dem, was auch immer da draußen sein mag. Der Emotionalton kann angenehm (Bewunderung, Verbindung usw.) oder unangenehm (Bedrohung, Wut, Ablehnung) sein.

Es gibt zwei Arten von Gefühlen, die mit der Arbeit an einer Sippenblockade verbunden sind und manchmal bedarf es einer Einweisung, um dem Klienten den Unterschied zu vermitteln zwischen dem, was von der äußeren Sippe kommt und seiner eigenen Reaktion auf dieses äußere Gefühl, das in ihn eindringt. Im Wesentlichen ist es wie die Arbeit mit zwei Personen - dem Klienten und einer Person, die versucht, den Klienten zu manipulieren. Man kann also die eigene Reaktion „beklopfen", aber man muss Schritt 4 benutzen, um die von außen kommende Sippenblockade loszuwerden.

In den meisten Fällen ist der Blick aus dem Bauchnabel optimal. In einigen Fällen haben wir jedoch festgestellt, dass einige Sippenblockaden an anderen Stellen im Körper, wie dem Nacken oder der Brust, zugänglich sind. Dies geschieht selten, aber es kommt vor und der Klient sollte auch auf körperliche Empfindungen an anderen Körperstellen achten, da Sippenblockaden auch an nicht standardmäßigen Stellen eindringen.

Die meisten Menschen haben auch eine „visuelle" Komponente für diese Erfahrung, aber sie ist nicht notwendig - der Schlüssel liegt darin zu bemerken, welche Emotionen die „Sippe" in den Klienten sendet. Einige dieser visuellen Klienten sehen keine Menschen in ihrem Blickfeld, sondern ein flaches Gebiet mit einer Vielzahl von Dingen darin - Gebäude, schokoladenbedeckte Schneemänner, Naturszenen, Figuren, Objekte, dunkle oder farbige Bereiche oder Grenzen ihrer Vision und so weiter. So sieht ihre „Sippe" für sie aus. Was immer sie da draußen sehen, es strahlt einen Emotionalton aus, der sie berührt.

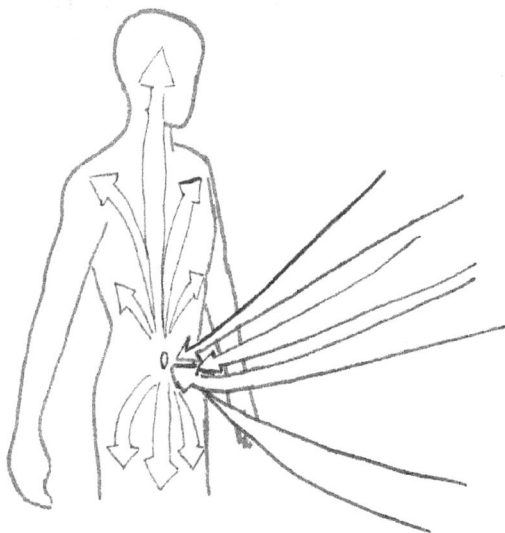

Bild E.1: Die Emotionen, die von einem Borgpilz in den Nabel kommen.

WARNUNG

Stellen Sie sicher, dass der Klient nicht in den Bereich vor seinem Bauch geht - er muss in sich selbst bleiben. Achten Sie darauf, dass er im Körper bleibt - er darf nicht in den Bereich außerhalb des Bauchnabels gehen. Dieses blockiert den Prozess und kann auch lang anhaltende Themen auslösen, wie z.B. das Gefühl, dass der eigene Körper verzerrt ist oder andere seltsame und unbequeme Empfindungen. Der Klient muss in sich selbst bleiben!!

Schritt 3a: Probleme bei der Wahrnehmung der Sippengefühle
        Manche Menschen haben Schwierigkeiten, die Emotionen zu spüren, die von der „Sippe" kommen. Entweder weil der Emotionalton einer ist, den sie aufgrund eines Traumas blockieren oder weil sie einfach nicht wissen, wie sie diesen Schritt machen sollen. In letzterem Fall schauen sie aus dem Bauchnabel-„Schlüsselloch" auf ihre unmittelbare Familie und Verwandte. Da die Menschen normalerweise ihre unmittelbare Familie in der Sippenblockade finden, können somit die meisten Menschen beginnen, die Quelle der Gefühle, die ihnen entgegengebracht werden, zu spüren oder zu „sehen". Sobald sie dies erreicht haben, sollen sie ihren Blick auf die gesamte „Sippe" ausdehnen, die die gleiche Emotion ausstrahlen wird. Menschen können die Sippenblockade unterschiedlich erleben. Manchmal fühlt es sich so an, als ob nur eine einzige Person sie „blockiert"; normalerweise gibt es aber eine ganze Menge; oder zuerst nur eine einzige Person und wenn der Klient deren Emotionalton bemerkt, erscheint eine ganze „Sippe".

Während unserer Versuche haben wir festgestellt, dass nur wenige die Anweisungen nicht verstehen können. Der Prozess ist sehr einfach, aber manche versuchen, es komplizierter zu machen, als es ist. Zum Beispiel haben wir gesehen, wie einige versucht haben, zu tief zu gehen und dabei mit der Erfahrung über das Ziel hinaus schießen.

Manche haben keine Sippenblockade zu einer bestimmten Situation. In diesem Fall ist das Gesichtsfeld klar und weiß und es gibt keinen emotionalen Inhalt.

Schritt 3b: Unterdrückung der Emotion der Sippenblockade

Einige Klienten sind so traumatisiert, dass sie die Emotionen der Sippenblockade „ausblenden" und Hilfe beim Zugriff darauf benötigen. Falls der Klient diese ausblendet, kann man das überprüfen, denn während er seine Gefühle verdrängt und blockiert, wird er sich schwer fühlen (im Gegensatz zu Leichtigkeit). Beispielsweise konnte eine Klientin es nicht ertragen, die Wut, die auf sie gerichtet war, zu spüren und reagierte mit einem emotionalen Rückzug. Glücklicherweise können die Menschen immer noch sehen oder spüren, dass es im Blickfeld etwas gibt, auch wenn sie zunächst keinen Emotionalton spüren können. Die Frage danach, welche Emotionen sie nicht tolerieren können (was dazu führen könnte, dass sie sich von einer Filmszene abwenden), funktioniert oft. Die Anwendung von EFT auf ihre körperliche Reaktion (auf die ausgeblendete Emotion, die auf sie zukommt) funktioniert ebenfalls.

Beispiel:
Eine Frau, die eine Sippenblockade nicht sehen konnte, sondern kinästhetisch in der Lage war, sie wahrzunehmen, konnte sich nicht in ihren Bauch bewegen, was für sie nicht normal war. Die Sippengefühle, die auf sie zukamen, veranlassten sie dazu, aus ihrer Bauchregion zu „fliehen" und sie unterdrückte das Gefühl, das aus ihrem Bewusstsein in sie kam. Nachdem sie ihren Widerstand gegen diese Emotion geheilt hatte, konnte sie wieder in die Region des Bauchnabels gehen.

Schritt 4: Akzeptanz entfernt den Block

Der Schlüssel zur Heilung der Sippenblockade liegt darin, dass der Klient erkennt, dass es zwei unterschiedliche emotionale und körperliche Erfahrungen gibt. Die erste kommt von außen, von der „Sippe". Die zweite ist die Reaktion des Klienten auf die Emotionen, die er von der „Sippe" erhält. Dies sind zwei getrennte Themen, die in diesem Prozess jedoch oft gemeinsam angegangen werden können. Das kann für die Klienten verwirrend sein, weil sie von unserer Gesellschaft so programmiert sind, dass sie glauben, alles, was sie fühlen, sei ihr eigenes Gefühl. Es kann etwas Geduld erfordern, um ihnen zu helfen, zwischen ihrem eigenen Gefühl und dem, das von außen kommt, zu unterscheiden.

Um die Sippenblockade zu heilen, muss der Klient alle Gefühle akzeptieren und zulassen, die ihm von der „Sippe" entgegenkommen. Die größten Herausforderungen dabei sind die traumatischen Reaktionen des Klienten auf das eingehende Gefühl. Diese Reaktionen können in vielen Fällen bei dem Klienten die Akzeptanz der eingehenden Emotionen blockieren. Häufig kann der Klient jedoch seine Reaktion vorübergehend „übergehen" und dennoch das eingehende Gefühl akzeptieren, indem er sich beispielsweise an eine Zeit erinnert, in der er sich akzeptiert oder geliebt fühlte. Falls erforderlich, verwenden Sie EFT oder eine gleichwertige Methode, um diesen Prozess zu unterstützen. Einige Klienten finden, dass die Verwendung einer Hand, die auf ihren Bauchnabel gedrückt wird, ihnen hilft, sich zu konzentrieren.

Fahren Sie fort, den Klienten zu ermutigen, die negativen (oder sogar positiven) Gefühle zu akzeptieren, die er von der „Sippe" auf sich zukommen sieht. Die meisten Probleme haben mehr als eine Emotion, die es zu bewältigen gilt. Wenn eine verschwindet, ersetzt eine andere sie. Manchmal ist dieses neue Gefühl angenehm und der Klient möchte gerne aufhören. Lassen Sie das nicht zu! Fahren Sie mit dem Endpunkt in Schritt 5 fort. Analog dazu kann die Sippenblockade versuchen, Menschen mit einer Peitsche (den schmerzhaften Emotionen) oder einem Zuckerbrot (den angenehmen Emotionen) zu kontrollieren.

Eine andere Klientin fand folgende Variante nützlich - sie stellte sich vor, dass sie ein hohles Gefäß sei. Sie ließ das, was von der „Sippe" ausgestrahlt wurde, durch sich hindurch und hinaus (in ihrem Fall aus ihrem Kopf). Dies ist ein sehr nützlicher Trick für diesen Prozess.

Achten Sie darauf, dass sich der Klient nicht in eine Kommunikation mit der Sippe hineinziehen lässt. Stellen Sie sicher, dass er einfach akzeptiert, was die „Sippe" fühlt und diese nicht manipuliert. Das funktioniert nicht und blockiert nur die Heilung.

Schritt 4b: Kein Ende der eingehenden Emotionen
Wir haben gelegentlich Klienten gesehen, bei denen wir den Eindruck hatten, dass sie einen unendlichen Strom von externen Emotionen auf sich zukommen ließen. Normalerweise gibt es zu einem Thema nicht mehr als 4 oder 5 verschiedene Gefühle, die auf einen zukommen, aber bei einigen Themen können es gelegentlich auch mehr als 5 Gefühle sein. Dieses Verhalten wird in der Regel durch den Verlust des Fokus auf das ursprüngliche Thema ausgelöst und der Klient hat begonnen, über neue Probleme nachzudenken, mit völlig neuen Gefühlen der Sippenblockade.

Schritt 5: Der Endpunkt des Prozesses

Während der Klient weiterhin die eingehenden Emotionen akzeptiert, wird er eine Schwere und einen Druck auf seinen Körper bemerken. Dieser nimmt ab, wenn er beginnt, den letzten Emotionalton zu beseitigen. Nicht jeder nimmt das schwere, drückende Gefühl die ganze Zeit wahr, bis es beginnt zu verblassen. Akzeptieren Sie weiter, bis der Druck vollständig verschwunden ist. Für einige, die schon seit langem mit einer Sippenblockade zu kämpfen haben, kann es sich anfühlen, als ob sie plötzlich einen schweren Rucksack ablegen würden: „Als ich das zum ersten Mal ausführte, hatte ich den Rest des Tages das Gefühl, als wäre ich gerade in die Sommerferien entlassen worden."

Während Sie weiter über das Thema nachdenken, sollten auch alle eingehenden Emotionen verschwinden. Zur Kontrolle sollten Sie Ihr Bewusstsein auf die Umgebung Ihrer Familie ausdehnen und Ihr Bewusstsein auf die gesamte Menschheit ausdehnen. Alle Gefühle des Drucks sollten weg sein und alle äußeren Emotionen sollten auch weg sein.

Bei Menschen, die aus ihrem Bauchnabel „sehen" können, sollten Sie die Behandlung fortsetzen, bis alle Gegenstände, Farben oder Figuren verschwinden. Auch metaphorische Bilder wie Bäume, Landschaften, schwache Nebel- oder Dampfflecken müssen akzeptiert und aufgelöst werden. Der Endpunkt des Prozesses liegt dann vor, wenn nur noch ein klares weißes Feld übrig bleibt. Lassen Sie den Klienten letztendlich nicht in das weiße Feld hinausgehen, um es sich genauer anzusehen - dies kann andere Themen auslösen.

Eine letzte Warnung

Versuchen Sie nicht, diese Technik zu verbessern oder zu modifizieren. Ihre Sicherheit ist sehr gut getestet; größere Veränderungen können negative Symptome von subzellulären Krankheitserregern auslösen oder die subzelluläre Homöostase stören.

Glossar

Biographisches Trauma: Ein traumatisches Erlebnis zu Lebzeiten; dazu gehören auch Ei- und Spermium-Traumata.

CoA (Bewusstseinszentrum): Mit einem Finger können Sie Ihr Bewusstseinszentrum finden, indem Sie darauf zeigen, wo Sie sich in Ihrem Körper befinden. Kann an einem bestimmten Punkt sein oder diffus oder an mehr als einem Ort oder sowohl innerhalb als auch außerhalb des Körpers.

Differentialdiagnose: Wenn ein Symptom verschiedene Ursachen haben kann, schränkt der Therapeut die eigentliche Ursache ein, indem er prüft, ob andere Symptome mit einer der möglichen Optionen übereinstimmen.

DPR (Distant Personality Release): Eine Peak-States-Technik, die die gegenseitige Übertragung zwischen Menschen entfernt, indem sie „Strippen" (und die entsprechenden Traumata) zwischen ihnen auflöst.

Dreifachhirn: Der vollständige Name ist „Papez-MacLean triune brain model". Das Gehirn besteht aus drei großen, getrennten biologischen Strukturen, die in der Evolution entstanden sind. Sie sind der R-Komplex (Körper), das limbische System (Herz) und der Neokortex (Verstand). Jedes ist selbstbewusst, für verschiedene Funktionen gebaut und denkt entweder mit Empfindungen, Gefühlen oder Gedanken. Sie erzeugen das Phänomen des Unterbewusstseins. Bei einem bestimmten Spitzenbewusstseinszustand können sie direkt angesprochen werden.

EFT (Emotional Freedom Technique): Eine Therapie, die das Klopfen auf Meridianpunkte verwendet, um emotionale und körperliche Beschwerden zu beseitigen. Klassifiziert als Powertherapie in der Unterkategorie „Energie"- oder „Meridiantherapie".

EMDR (Eye Movement Desensitization and Reprocessing): Eine Regressionstrauma-Heilungstherapie mit wiederholter Bewegung der Aufmerksamkeit von links nach rechts, ausgeführt entweder mit den Augen oder durch Berührung des Körpers auf wechselnden Seiten.

Epigenetische Schäden: Das vererbte Problem, dass ein Gen nicht richtig funktioniert („gehemmte Genexpression"), obwohl mit der DNA des Gens nichts falsch ist. Psychologisch wird dies als Generationstrauma erlebt.

ER (Endoplasmatisches Retikulum): Eine gefaltete subzelluläre Membranstruktur, die an den Nukleus im Zytoplasma gebunden ist. Das „Raue ER" hat Poren mit eingebetteten Ribosomen, das „Glatte ER" nicht. Diese Organelle ist ein Teil des Körperhirnbewusstseins.

Gehirne: Bezieht sich auf verschiedene Teile des Gehirns, die ein unterschiedliches Selbstbewusstsein haben: das Verstandeshirn (Primaten), das Herzhirn (Säugetiere) und das Körperhirn (Reptilien) des Modells des Dreifachhirns. Ihr Bewusstsein ist eine Erweiterung der Organellen innerhalb der Primärzelle, die wiederum Erweiterungen der Blöcke der Sakralwesen sind. Bezieht sich auch auf das erweiterte „Triune Brain" Modell: Perineum, Körper, Solarplexus, Herz, Verstand, drittes Auge, Krone, Nabel (Plazenta) und Wirbelsäule (Spermiumschwanz).

Gaiabefehle: Entwicklungsereignisse können in biologische Schritte unterteilt werden, wobei jeder Schritt durch einen kurzen Satz beschrieben wird. In der Regression werden diese Sätze als Befehle wahrgenommen, die von einer externen Quelle gesendet werden, die wir Gaia nennen - die lebende selbstbewusste Biosphäre unseres Planeten, die unsere Entwicklung in Echtzeit steuert.

Genexpression Wenn ein Protein in der Zelle benötigt wird, wird ein Gen aus dem Speicher im Nukleolus heraus befördert und eine Boten-RNA-Kopie angefertigt. Diese mRNA-Schnur wird dann in das Zytoplasma ausgeschieden, um von einem Ribosom „gelesen" zu werden, um das Protein zu erstellen.

Generationstrauma: Subzelluläre strukturelle Probleme, die über die Familienlinie weitergegeben wurden. Sie verursachen Emotionen, die sich sehr „persönlich" anfühlen, als ob etwas mit einem selbst nicht stimmt. Sie können mit einer Vielzahl von Techniken entfernt werden.

Herzhirn: Das limbische System oder ehemalig das Säugetier-Gehirn. Es denkt in Sequenzen von Emotionen und erlebt sich selbst in der Mitte der Brust.

Histon: Ein Protein aus einer Gruppe von Proteinen, die im Chromatin gefunden wurden. In diesem Text konzentrieren wir uns auf das Histon, dass das DNA-Gen bedeckt und wie eine Kunststoffisolierung auf einem Draht aussieht.

Körperhirn: Das Reptiliengehirn, an der Schädelbasis. Es denkt in gestalterischen Körperempfindungen (in Gendlins Fokussierung als

„Felt Sense" -gleichzeitige Wahrnehmung von Denken, Fühlen und Empfinden- bezeichnet) und erlebt sich selbst im Unterbauch. Es wird auf Japanisch Hara genannt. Es ist das Gehirn, mit dem wir kommunizieren, wenn wir Radiästhesie anwenden oder Muskeltests durchführen. Auf subzellulärer Ebene ist es das Endoplasmatische Retikulum.

Körperhirnassoziationen: Das Körperhirn macht bei Traumata nicht-logische Assoziationen, die dann später im Leben seine Handlungen lenken. Dies ist zum Beispiel die Grundlage für „Pavlovs Hund", der einen Glockenklang mit dem Futter verbindet.

Koaleszenz: Die präzellulären Organellen verbinden sich im Stadium der Koaleszenz zu einer Urkeimzelle. Dies geschieht innerhalb der Eltern, die noch eine Blastozyste in der Großmutter sind.

Kopien: Ein Duplikat der Emotionen oder Empfindungen eines anderen im eigenen Körper. Kopien werden durch eine Bakterienart verursacht, die im Zytoplasma lebt.

mRNA (Boten-Ribonukleinsäure): Es ist eine RNA-Kopie eines nuklearen DNA-Gens, das in das Zytoplasma ausgesandt wird. Diese mRNA-Schnur enthält die Informationen, die ein Ribosom benötigt, um ein bestimmtes Protein herzustellen.

Muskeltest: Kommunikation mit dem Körperbewusstsein durch den Einsatz von Muskelkraft als Indikator. Der gleiche Mechanismus wie die angewandte Kinesiologie. Die Begriffe werden austauschbar verwendet.

NLP (Neurolinguistisches Programmieren): Eine Sammlung von Techniken zur Heilung oder Kommunikation. Dieser ungeschützte Begriff hat keine klare Bedeutung, da es keine Übereinstimmung über die Techniken und deren Inhalt gibt.

Nukleuskern: Ein hohles Volumen im Inneren des Nukleolus, das grundlegende Strukturen des Bewusstseins enthält.

Nukleuspore: Öffnungen in der Nukleusmembran, in denen sich Schließmuskeln befinden, die einer Kamera-Iris ähneln. Es gibt 4.000-5.000 Poren im Nukleus der Primärzelle.

OBE (Out of Body Experience): Das Bewusstsein einer Person kann sich außerhalb ihres Körpers bewegen. Dieses Phänomen wird am leichtesten in Trauma-Erinnerungen wahrgenommen, die aus einer OBE-Perspektive „gesehen" werden.

Organelle: Die verschiedenen Arten von Strukturen innerhalb einer Zelle, die wie verschiedene „Organe" in dieser wirken.

Organellenhirn: Die selbstbewussten Organellen in der Spermium-, Ei- oder befruchteten Zelle. Es gibt sieben selbstbewusste Organellen im Spermium oder in der Eizelle und neun zusammengesetzte

Organellen in der Zygote und den erwachsenen Zellen. Sie teilen das Bewusstsein mit ihrem entsprechenden vielzelligen Dreifachhirn. Diese Bezeichnung wird in der Regel im Zusammenhang mit selbstbewussten Zellstrukturen auf „Organelle" gekürzt.

Persönlichkeit: Das ist, was andere über eine Person empfinden, wenn sie ihre Aufmerksamkeit auf sie richten. Anstatt ein mentales Konstrukt im Betrachter zu sein, ist es eine Echtzeit-Erfahrung bestimmter Traumata im Beobachteten. Es wird durch den Borgpilz verursacht. Mit dem DPR-Verfahren wird diese Verbindung aufgelöst.

Powertherapie: Ein Begriff, geprägt von Dr. Figley, der auch die psychologische Kategorie „Posttraumatisches Belastungssyndrom" (PTBS) hervorgebracht hat. Diese gelten als extrem wirksame Therapien (ursprünglich EMDR, TIR, TFT und VKD), welche Symptome von PTBS und anderen Problemen beseitigen.

Präzelluläre Organellen: Die selbstbewussten Organellen, bevor sie sich zu einer Urkeimzelle verbinden. Die verschiedenen Typen werden entweder durch ihren biologischen Namen in der Zelle oder durch das Dreifachhirn identifiziert, mit dem sie eine Kontinuität des Bewusstseins teilen (z.B. Körper, Herz, etc.).

Präzelluläres Trauma: Ein Trauma, das bei präzellulären Organellen auftritt.

Primärzelle: Die einzige Zelle im Körper, die Bewusstsein enthält. Sie dient als Grundvorlage für alle anderen Zellen. Gebildet bei der vierten Zellteilung nach der Empfängnis.

Psychose: Der Klient hat den Kontakt zur äußeren Realität verloren. Viele sehr unterschiedliche und unzusammenhängende Probleme werden so bezeichnet.

PTBS (Posttraumatisches Belastungssyndrom): Dies ist der Standardname für schwere, langanhaltende Reaktionen auf traumatische Ereignisse.

Ribosom: In großer Zahl im Zell-Zytoplasma schwimmend gefunden, sehen sie ein wenig wie zerknitterte Beutel aus. Sie bestehen aus ribosomaler RNA und Proteinen und stellen Proteine auf der Basis von Informationen aus der mRNA-Schnur her.

Seelenverlust: Ein Wort, das im Schamanismus verwendet wird und Stücke des Selbstbewusstseins beschreibt, die die Person verlassen haben. Diese Person fühlt sich normalerweise einsam und traurig und vermisst die Person, die dieses Problem ausgelöst hat.

Sippenblockade: Der Einfluss der Kultur auf den Menschen. Sie verursacht auch kulturelle Konflikte und Feindseligkeiten zwischen Angehörigen verschiedener Kulturen. Verursacht durch einen Pilz.

Spiritueller Notfall: Eine Erfahrung aus verschiedenen spirituellen, mystischen oder schamanischen Traditionen, die sich zu einer Krise entwickelt. Das ist nicht dasselbe wie eine Glaubenskrise.

Spitzenerlebnis: Ein kurzlebiges, ungewöhnlich gutes Gefühl, das die Funktionalität in der Welt steigert.

Spitzenbewusstseinszustand: Ein stabiles, lang anhaltendes Spitzenerlebnis von über hundert verschiedenen Arten. Diese reichen von außergewöhnlichen körperlichen Fähigkeiten über kontinuierlich positive Gefühle bis hin zu Erfahrungen außerhalb des westlichen Überzeugungssystems.

Subzelluläre Psychobiologie: Viele psychische (und physische) Symptome werden direkt durch verschiedene biologische Störungen, Parasiten oder Krankheitserreger in der Zelle verursacht. Subzelluläre Probleme können mit verschiedenen psychologisch ähnlichen Techniken behandelt werden, die direkt mit subzellulären Strukturen interagieren; oder mit Trauma-Heilmethoden, welche frühe Entwicklungsschäden reparieren, die direkt oder indirekt nachfolgende subzelluläre Probleme verursachen.

SUDS (Subjective Units of Distress Scale): Ein relatives Maß zur Beurteilung des Grades der Schmerzen oder emotionalen Beschwerden. Ursprünglich von einer Skala von 1 bis 10, ist die übliche Verwendung jetzt von 0 (kein Schmerz) bis 10 (so viel Schmerz wie möglich).

Strippe: Es beschreibt eine dysfunktionale Verbindung zwischen zwei Personen (eigentlich zwischen jeweils einem Trauma in jeder Person), die als „Schlauch" oder „Strippe" gesehen werden kann. Diese erzeugen in Echtzeit das Empfinden, dass andere eine „Persönlichkeit" (Emotionalton) haben, während man an sie denkt. Es sind eigentlich Tentakel eines Pilzorganismus, die in die Zelle eindringen.

TIR (Traumatic Incident Reduction): Eine exzellente Powertherapie mit Regression.

Trauma: Ein Moment in der Zeit oder eine Reihe von Momenten, in denen Empfindungen, Emotionen und Gedanken von schmerzhaften, schwierigen oder angenehmen Erfahrungen gespeichert werden. Es verursacht Probleme, weil es feste Überzeugungen auslöst, die das Verhalten unangemessen lenken. Schweres Trauma verursacht ein Posttraumatisches Belastungssyndrom.

Urkeimzelle: Die ursprüngliche Zelle, die schließlich zu einem Spermium oder einer Eizelle heranreift. Sie wird zunächst in der elterlichen Blastozyste kurz nach der Implantation in der Großmutter gebildet.

WHH (Whole-Hearted Healing): Eine Technik der Regressionstherapie. Sie nutzt das Bewusstsein der außerkörperlichen Erfahrung („Dissoziation"), die mit Trauma verbunden ist, um zu heilen.

Index

www.ingramcontent.com/pod-product-compliance
Lightning Source LLC
Chambersburg PA
CBHW070418270326
41926CB00014B/2844

9 781775 383277